CHRISTOPHER VASEY

# L'équilibre acido-basique

## Source de bien-être et de vitalité

jouvence
EDITIONS

**Du même auteur aux Éditions Jouvence**

*Petit traité de naturopathie*, 2007
*Quand le corps a soif*, à paraître, mai 2007
*Les compléments alimentaires naturels*, 2003
*Gérez votre équilibre acido-basique*, 1999
*La cure de petit-lait*, collection "Pratiques", 1998
*Un hiver sans grippe*, collection "Pratiques", 1997
*Les cures de santé*, en collaboration avec Johanna Brandt, 1995
*Manuel de détoxication*, 1990

**Extraits du catalogue Jouvence**

*Les petits-déjeuners des grands de la diététiques*, Jean-Pascal Cusin, 2003
*Jin Shin Jyutsu*, Alice Burmeister & Tom Monte, 2002
*Stretching préventif et curatif*, Mylène Schenk, 2001
*Le Dien' Cham'*, Marie-France Muller & Nhuan Le Quang, 2001
*Le langage de la guérison*, Jean-Jacques Crèvecœur, 2000
*Les mots sont des fenêtres*, Marshall B. Rosenberg, 1999
*La voix qui guérit*, Philippe Barraqué, 1999
*La kinésiologie, art du test musculaire*, D. & V. Bernascon, 1998
*L'encyclopédie des points qui guérissent*, Roger Dalet, 1996
*Les bains dérivatifs*, France Guillain, 1995
*Le magnétisme pranique*, Choa Kok Sui, 1994
*Visualisations de guérison*, Gérald Epstein, 1991
*Transformez votre stress en vitalité*, Mantak Chia, 1990
*La méthode Kousmine*, Association médicale Kousmine, 1989

**Catalogue gratuit sur simple demande**
Éditions Jouvence
France : BP 90107 – 74161 St Julien-en-Genevois Cedex
Suisse : Case postale 184 – 1233 Genève/Bernex
Site internet : **www.editions-jouvence.com**
E-mail : info@editions-jouvence.com


ISBN 978-2-88353-297-7

Couverture : Editions Jouvence, photo R. Chappellu
Photocomposition et mise en page : O. Lombard et Livre Total

*«Certainement l'acide est-il le plus nuisible de tous les états des humeurs»*

*Hippocrate*

*«Dans notre mode de vie actuel, où nous sommes trop sédentaires, mal oxygénés, nourris d'aliments très appauvris en catalyseurs divers, il est courant de voir des troubles de santé dus à une accumulation d'acides»*

*Dr Catherine Kousmine*

*«L'incapacité métabolique des acides est la source, à peu près ignorée des classiques, d'une foule d'affections anémiantes, décalcifiantes, corrosives et secondairement infectieuses»*

*Dr Paul Carton*

*«L'équilibre acido-basique de l'organisme est un élément fondamental pour conserver la santé»*

*Jean-Pierre Geffroy*

# Table des matières


| | | |
|---|---|---|
| | Préface | 7 |
| | Introduction | 9 |
| 1 | Exemples de quelques cas d'acidité | 13 |
| | – Manque de vitalité, dépression | 15 |
| | – Arthrose, sciatique | 16 |
| | – Rhume chronique | 17 |
| | – Eczéma | 17 |
| 2 | L'importance du terrain pour la santé | 21 |
| 3 | Le terrain acide | 29 |
| | – La nocivité des acides | 31 |
| | – Qu'est-ce qu'un acide? | 32 |
| | – pH et activité enzymatique | 34 |
| | – Comment le corps se défend-il face aux acides? | 36 |
| 4 | Les maladies dues à l'acidité | 39 |
| | – L'agression par les acides | 41 |
| | – La déminéralisation | 42 |
| | – La diminution des défenses organiques | 42 |
| | – La formation de dépôts | 43 |
| 5 | Testez votre terrain! | 45 |
| 6 | Les facteurs d'acidification | 53 |
| | – La suralimentation en acides | 56 |
| | – Les carences en vitamines et en oligo-éléments | 58 |
| | – La sous-oxygénation | 61 |
| | – Le surmenage physique | 63 |

– Les éliminations insuffisantes par les reins et la peau 64
– La faiblesse des glandes digestives 66

7 Les aliments acides, producteurs d'acides et alcalinisants 69
– Les aliments acidifiants ou producteurs d'acides 73
– Les aliments acides 77
– Les quatre facteurs influant la capacité de métaboliser les acides 79
– Les aliments basiques ou alcalinisants 81

8 La correction du terrain acide 85
– Le réglage des apports acides 88
– Exemples de menus alcalins 92
– L'oxygénation des tissus 95
– Les mélanges de bases minérales 96
– Le drainage des acides 98
– La reminéralisation de l'organisme 111

Annexes 115
A Les troubles résultant de l'acidification du terrain 115
B Les aliments acidifiants 119
C Les aliments acides 120
D Les aliments basiques ou alcalinisants 121
E Le remplacement des aliments acides 122
F Consommation des fruits et acidité (Robert Masson) 124
G Tableau des purines 130
H Tableau des mesures du pH urinaire 132
I Les mélanges de bases minérales 133

Bibliographie 135

# Préface

Acidité, alcalinité, pH urinaire, acidose, … ces termes sont de plus en plus utilisés de nos jours par des nutritionistes, des médecins, des naturopathes et des homéopathes, aussi bien pour des affections bénignes qu'à propos des maladies dégénératives graves.

Le public sent confusément qu'il s'agit de quelque chose d'important pour la santé, mais le sujet lui est encore peu connu. En effet: qu'est-ce qu'un acide? Qu'est-ce qu'une base? Où les trouve-t-on? Comment s'acidifie-t-on? Par quels processus les acides détériorent-ils la santé? Comment s'en prévenir?

Le livre *L'équilibre acido-basique* de Christopher Vasey vient à point nommé pour rendre intelligible à tous la question de l'acidité. Exempt de tout jargon technique rebutant, il explique d'une manière accessible et simple ce qu'est l'acidose, le pH, etc.

Son but est d'aider chacun. Il est donc éminemment pratique. Un système de listes et de tableaux récapitulatifs permet au lecteur de déterminer s'il souffre d'acidité, quelles sont les causes de son acidification et comment retrouver son équilibre acido-basique.

Il n'est pas destiné uniquement au grand public, il intéressera aussi au plus haut point tous les thérapeutes, qu'ils soient médecins ou non. Effectivement, non seulement les problèmes de santé liés à l'acidification du terrain sont très fréquents de nos jours, mais l'action bénéfique de nombreux traitements et remèdes est entravée par la modification du pH du terrain vers l'acidité.

Nous sommes heureux de vous présenter cet ouvrage de base sur l'équilibre acido-basique, question dont on entendra de plus en plus parler, car tout notre mode de vie et d'alimentation tend vers l'acidification et la rupture de ce précieux équilibre.

Les Editions Jouvence

# Introduction

La santé est un équilibre instable qui doit être reconquis sans cesse. Il se manifeste de multiples manières: dans l'équilibre entre l'activité et le repos, entre les besoins du corps et les aliments effectivement consommés, entre la production et l'élimination de toxines, ... mais aussi dans le subtil équilibre entre les bases et les acides présents dans notre corps.
Toute perte d'équilibre, que ce soit vers une augmentation des acides ou des bases, nous éloigne de la santé et engendre ainsi des troubles organiques.
De nos jours, en raison de nos habitudes alimentaires et du mode de vie que nous menons, l'équilibre acido-basique est rompu; de plus en plus, nous tendons vers l'acidification.
Si certaines personnes réussissent à lutter victorieusement contre l'agression que représente l'excès de substances acides, la plupart d'entre nous, cependant, se montre – à des degrés divers – peu capable de les neutraliser et de les éliminer.
Certains malades métabolisent mal les substances glucidiques et développent du diabète ou de l'obésité, ou métabolisent mal le sel et font de la rétention d'eaux, ou encore métabolisent mal les protéines et deviennent sensibles aux troubles rhumatismaux ou rénaux ... d'autres métabolisent mal les acides directement absorbés ou formés dans le corps.
Cette défaillance métabolique est l'une des plus répandues, mais malheureusement aussi l'une des moins connues. L'acidification du terrain qui en résulte est la source de très nombreux troubles

de santé. Beaucoup de gens en sont atteints, mais dans l'ignorance des causes véritables de leurs maux, leurs souffrances durent parce que le traitement adéquat n'est pas mis en place.

La multiplicité des affections qui résultent de l'acidification du terrain, troubles qui peuvent se manifester simultanément ou successivement dans le temps, fait courir le malade d'un spécialiste à l'autre et adopter des traitements divers – véritable combat contre l'hydre à sept têtes – alors qu'un traitement de fond unique – la désacidification du terrain – amènerait la guérison.

Qui penserait qu'il existe fréquemment un point commun entre des maladies aussi diverses que les rhumatismes, les rhumes chroniques, les dépressions nerveuses et les caries dentaires? Ou encore entre les eczémas rebelles, la chute des cheveux, les névralgies et le manque de vitalité?

Peu de gens penseront que ces maladies ont une origine commune. Encore moins que cette origine réside dans la perte de l'équilibre acido-basique.

L'acidité n'est pas le nouveau «fourre-tout», la dernière brebis galeuse sur laquelle on peut rejeter la responsabilité de tous nos maux. L'éventail des troubles dus à l'acidité forme un ensemble précis qui s'explique logiquement: ils sont causés par la déminéralisation des tissus qui résulte de la lutte du corps contre les acides.

Habituellement, la question des acides et des bases est traitée d'une manière générale. On ne considère que les cas des personnes ne souffrant pas d'une faiblesse métabolique à l'égard des acides. Cette approche n'est évidemment pas d'un grand secours pour les gens, de plus en plus nombreux, qui en souffrent. Pour eux, la question des acides doit être abordée d'une manière toute différente, tout comme la question du sucre, par exemple, est

abordée de manière différente pour le diabétique et pour le non-diabétique.
*Faire connaître cette faiblesse métabolique à l'égard des acides et le mal qu'est l'acidité, tel est le but de ce livre.*

> *Le mode de vie et l'alimentation d'aujourd'hui conduisent à l'acidification de l'organisme et, par là, à une foule de maux.*

# 1

# Exemples de quelques cas d'acidité

Pour mieux situer la question de l'acidité, nous allons d'abord citer quelques exemples de cas tirés de la pratique.

## Madame L., 49 ans – Manque de vitalité, dépression

Madame L. souffre de dépressions périodiques. Toujours fatiguée, elle manque de vitalité et sa pression est trop basse. Ses extrémités (pieds, mains) sont froides et insensibles. Des douleurs articulaires migrent d'une articulation à l'autre. Ses dents sont cariées, ses gencives fragiles et ses ongles cassants. Madame L. est vite énervée, irritable et souffre d'insomnies.

Les troubles dont se plaint Madame L. sont typiques d'un terrain acide. L'examen de son alimentation confirme que ce sont bien les acides qui sont en cause.

A part un repas traditionnel par jour (salade, légumes, un farineux, fromage ou viande), Madame L. s'alimente presque exclusivement de fruits et de yaourts, deux aliments acides. Croyant retrouver les forces qui lui manquent en mangeant, elle consomme des fruits tout au long de la journée et jusqu'à 8 yaourts par jour. Elle est aussi une grande consommatrice de café.

A cause du côté extrême de son régime, l'acquisition de nouvelles habitudes alimentaires et la désacidification du terrain qui en résulte se font lentement. Mais, déjà deux mois après le début du traitement alcalinisant, Madame L. se sent mieux dans sa peau. Elle a retrouvé sa joie de vivre et sa vitalité. Elle est plus calme et dort mieux. Elle est nettement moins frileuse, ses ongles sont à nouveau solides.

Madame L. poursuit son régime alcalin et quatre mois plus tard, la plupart de ses troubles ont disparu. Elle a perdu sa tendance à la dépression.

## Madame R., 68 ans – Arthrose, sciatique

Dès l'âge de 15 ans, Madame R. souffre périodiquement de douleurs à la colonne vertébrale et aux genoux. Le mal va en empirant avec les années et les périodes de répit deviennent de plus en plus rares. Finalement, Madame R. ne peut plus lever ses pieds pour monter les escaliers, ni même pour se chausser. Des sciatiques récidivantes l'immobilisent pendant de longues périodes. A l'âge de 49 ans, à cause de l'état de son dos et de ses genoux, elle est clouée au lit et ne pense plus pouvoir se déplacer autrement qu'en chaise roulante. Ses gencives sont enflammées et ses dents branlantes. Le dentiste propose l'extraction des dents et la mise en place d'un dentier.

L'alimentation de Madame R. contient beaucoup trop d'aliments acides et acidifiants. Elle se nourrit principalement de pain, de pâtes et de flocons. Le sucre blanc et le chocolat occupent une place importante dans son alimentation. De plus, Madame R. consomme énormément de café (boisson très acidifiante) et de fruits acides.

A l'âge de 50 ans, Madame R. modifie radicalement son alimentation. Elle adopte un régime alcalin qu'elle suit très strictement et supprime totalement le café, le sucre et les sucreries. Trois fois par jour, elle prend une préparation de minéraux basiques (citrates alcalins) pour neutraliser l'acidité.

Un mois après le début du traitement, Madame R. peut à nouveau se mouvoir et monter les escaliers. Un an après, tous ses troubles ont disparu et elle déclare n'avoir jamais été aussi bien de toute sa vie.

18 ans après, Madame R. est toujours aussi active et … n'a toujours pas de dentier!

## Enfant D., 6 ans – Rhume chronique

Cet enfant souffre d'un rhume chronique. «Onze mois par année, il est enrhumé!», déclare sa mère. En outre, il a de nombreuses caries dentaires et des ongles qui se dédoublent. Il est toujours fatigué et réclame des siestes.

L'examen de son alimentation nous révèle qu'il mange beaucoup trop de fruits et de céréales et qu'en plus, il consomme ces aliments acidifiants au cours d'un même repas (tartine et pomme, flocons et fruits frais, tarte aux fruits, riz et dessert de fruits). Or, le mélange amidon-fruits est difficile à digérer correctement et provoque le plus souvent des fermentations intestinales. L'apport des acides est donc augmenté par les acides résultant des fermentations.

Le traitement instauré consista à réduire fortement la quantité de fruits et de céréales consommés et à éviter leur présence simultanée au cours d'un même repas. La part des aliments alcalins comme les légumes et les pommes-de-terre est augmentée. En outre, l'élimination des acides est stimulée par une tisane dépurative.

Cinq jours après, les rhumes cessent et l'enfant retrouve son énergie.

## Monsieur H., 50 ans – Eczéma

Monsieur H. souffre d'un vilain eczéma au cou. L'affection a débuté par l'apparition d'une tâche rouge et rugueuse, qui ensuite s'est fissurée et s'est mise à suinter. Les sécrétions, en séchant, ont formé une épaisse croûte s'étendant sur une surface de 10 cm de long et 6 cm de large. Suivant les mouvements effectués, ou si Monsieur H. ne résiste pas aux fortes démangeaisons et se gratte, la croûte se fissure à nouveau et suinte, entretenant ainsi la plaie.

Par ailleurs, Monsieur H. a la peau irritée sous son bracelet de montre et des crevasses aux orteils. Dans le passé, il a souffert d'un zona.

Son alimentation comprend une quantité excessive de fruits, qu'il consomme crus ou cuits pratiquement à chaque repas et aux collations. Le miel et les céréales occupent aussi une place trop importante, sans que l'acidité apportée par ces aliments ne soit compensée par des aliments alcalins. En effet, Monsieur H. ne mange que très peu de légumes crus ou cuits et de pommes-de-terre.

Face aux troubles d'acidose dont souffre ce patient, un régime alcalin est prescrit, ainsi que la prise de citrates alcalins pour neutraliser l'acidité. Des plantes dépuratives sont aussi conseillées pour faciliter l'élimination des acides.

Six semaines après le début du traitement, l'état de l'eczéma ne s'est pas amélioré et Monsieur H. désespère d'arriver à un résultat. Le traitement est cependant poursuivi. Brusquement, une semaine après, les suintements cessent, la croûte tombe et la peau se cicatrise. A part une petite rougeur sur la zone concernée qui subsistera quelque temps encore, l'eczéma a disparu.

Monsieur H. conserve le régime alcalin large, mais abandonne le dépuratif et le mélange de bases. Deux ans plus tard, l'état cutané est toujours excellent. Monsieur H. ayant une peau sensible, il arrive de temps à autre qu'elle rougisse et sèche; notamment lorsqu'il consomme trop d'aliments acides. Une petite correction de régime cependant remet rapidement tout en ordre.

*Quand quelqu'un désire la santé, il faut d'abord lui demander s'il est prêt à supprimer les causes de sa maladie. Alors seulement est-il possible de l'aider.*

*Hippocrate*

# 2

# L'importance du terrain pour la santé

Pour comprendre pourquoi un organisme est en bonne santé ou pourquoi il est malade, il faut absolument avoir une vision claire de ce qu'est le terrain.

Si la notion de terrain au niveau organique n'est pas toujours très bien comprise, elle l'est par contre parfaitement lorsqu'il s'agit d'une plante. Lorsqu'un végétal transplanté prospère mal, on dit couramment: «Ce terrain ne lui convient pas. Il est trop argileux ou calcaire…» ou tout autre adjectif servant à désigner les caractéristiques du nouveau terrain dans lequel se trouve la plante.

Effectivement, les végétaux ne prospèrent pas indifféremment dans n'importe quel terrain. Chaque plante a un terrain de prédilection dans lequel elle peut pousser harmonieusement, parce que celui-ci possède les substances minérales et organiques qui lui conviennent. Lorsque la plante est placée dans un terrain qui n'a pas ces caractéristiques, elle ne peut s'y épanouir aussi bien. Elle reste faible, croît mal ou pas, devient sujette aux attaques des prédateurs, tombe malade ou même, dans les cas extrêmes, meurt.

Il en va de même pour le corps humain. Les cellules et les organes qui forment notre corps ne peuvent fonctionner correctement si leur environnement n'a pas des caractéristiques bien précises. Il existe donc aussi un *terrain organique idéal* qui permet un fonctionnement optimum de nos organes.

Pour les cellules et les différents organes du corps, l'environnement ou *le terrain est constitué par les liquides organiques que sont le sang, la lymphe et les sérums cellulaires, qui représentent à eux trois les 70 % de notre poids corporel.*

Malgré les apparences, notre organisme est donc composé principalement de liquides.

La raison d'être d'une quantité si importante de liquides dans notre corps s'explique. Les cellules ont une localisation déterminée et fixe. Elles ne peuvent pas se déplacer pour aller chercher leur nourriture ou pour se débarrasser de leurs déchets. Ce rôle, «quelqu'un d'autre» doit le remplir: ce sont les liquides organiques. Le sang qui circule dans les vaisseaux sanguins, la lymphe dans les vaisseaux lymphatiques et les sérums qui baignent intérieurement et extérieurement les cellules remplissent simultanément le rôle de milieu nourricier, de voie d'approvisionnement et de voie d'évacuation des déchets.

Les liquides organiques sont pour les cellules ce que la terre est pour les plantes. De la composition des liquides organiques, ou *terrain organique*, dépend la possibilité pour les cellules de fonctionner correctement.

Ceci implique que chaque modification de la composition idéale du terrain éloigne le corps de l'état de santé. Et plus ces modifications sont importantes, plus graves seront les dérèglements et les maladies.

De manière générale, le terrain peut se modifier de deux manières différentes: soit en se carençant, soit en se surchargeant. Dans les cas de carences, certaines substances manquent à l'organisme, tandis qu'en cas de surcharges, elles s'y trouvent en trop.

Dans les deux cas, qui peuvent coexister, la composition du terrain est modifiée et le fonctionnement normal de l'organisme est entravé.

Un terrain carencé n'offre pas aux cellules les substances qui leur sont nécessaires. Qu'il s'agisse de vitamines, de minéraux, d'oligo-éléments ou autres, il manque à la cellule ce qui lui faudrait pour réaliser son travail. Suivant l'ampleur des carences, l'activité cellulaire se ralentit, diminue ou s'interrompt complètement.

Dans un terrain surchargé, les produits excédentaires qui s'accumulent sont soit des substances qui ne devraient pas s'y trouver (toxiques, toxines des microbes ou des parasites, ...), soit des substances qui se trouvent normalement dans le corps, mais pas en quantité aussi importantes (acide urique, urée, cholestérol, ...).

La surcharge du terrain en toxines* provoque des graves dommages à l'organisme. Les liquides organiques qui charrient des déchets s'épaississent et circulent de plus en plus difficilement. L'irrigation des tissus diminue et par la suite, les échanges cellulaires se ralentissent. L'oxygène et les substances nutritives ont de la peine à être transportés jusqu'à leur lieu d'utilisation: la cellule. Les déchets rejetés par les cellules sont insuffisamment évacués pour garantir la salubrité du milieu intérieur. Les cellules «étouffent» sous les toxines et ne peuvent plus poursuivre normalement leur activité.

A ces troubles fonctionnels dus aux surcharges s'ajoutent les lésions causées aux tissus par l'agressivité des déchets, agressivité à laquelle les cellules ne peuvent en aucune façon se soustraire. Les toxines irritent, enflamment et détruisent les tissus.

---

* Bien qu'à proprement parler, le terme toxine ne devrait être utilisé que pour les déchets produits par le corps lui-même, et non pour les poisons extérieurs, dans le langage courant, on l'utilise aussi bien pour l'un que pour l'autre.

De même pour les termes intoxication, intoxiqué, qui, au lieu d'être utilisés exclusivement pour les empoisonnements par des substances toxiques extérieurs au corps, sont aussi utilisés pour désigner l'état d'intoxication ou la présence de déchets en général, que ceux-ci soient d'origine externe ou interne.

La nature des surcharges et des carences qui modifient la composition normale des liquides organiques détermine une multitude de terrains différents. Chaque terrain, en fonction de ses caractéristiques, influencera d'une manière différente le travail des organes. Pour un terrain donné, il existe donc un éventail de possibilités de dérèglements et de troubles qui lui sont propres et qui diffèrent de ceux des autres terrains. Parmi les nombreuses affections possibles, seules quelques-unes se manifesteront effectivement chez chaque malade. Quoi qu'il en soit, le point qu'il ne faut jamais perdre de vue est: *aussi dissemblables que puissent apparaître les troubles pour un terrain donné, ils ont tous une même origine: le terrain dégradé en question!*

*Le terrain donne naissance aux troubles. Par conséquent, le traitement des troubles doit passer par le traitement du terrain. Traiter seulement les symptômes sans modifier le terrain, c'est préparer des récidives, des transferts morbides ou des aggravations, mais rarement des guérisons durables.*

L'état de dépendance dans lequel se trouve le fonctionnement organique par rapport au terrain est démontré par le fait que l'évolution des troubles locaux ou des symptômes de la maladie varie parallèlement à l'état du terrain. Plus le terrain se dégrade, plus les troubles augmentent, et vice-versa, plus l'état du terrain revient vers la normale, plus les troubles s'atténuent.
Toutes les maladies cataloguées ne sont que l'expression de déficiences de terrains variés. Il est donc très important de connaître l'existence des terrains, car non seulement cela permet de prévoir la nature des troubles futurs du malade et d'agir ainsi d'une manière préventive, mais surtout, une fois la maladie déclarée, cela permet de remonter à *la cause* et par là, d'instaurer un traitement en profondeur.

Le traitement adéquat vise à modifier la composition du terrain morbide par le drainage des toxines et par le comblement des carences, pour le ramener le plus possible vers le terrain idéal, celui qui permet l'épanouissement de la santé.

Parmi les nombreux terrains morbides existants, il en est un particulièrement *répandu et nocif: le terrain acide.*

Quatre cents ans avant Jésus-Christ, Hippocrate, le père de la médecine, disait déjà: *«Certainement l'acide est le plus nuisible de tous les états des humeurs.»*

> *Le traitement des maladies passe*
> *par le traitement du terrain*
> *qui leur a permis d'éclore.*

# 3

# Le terrain acide

La présence d'acides dans l'organisme est normale – jusqu'à un certain point – puisque le corps, par son mode de fonctionnement, reçoit et produit nécessairement des acides. Il ne s'agit cependant que de quantités réduites que le corps neutralise et élimine facilement.
La présence d'acides devient pathologique lorsque ce taux normal est dépassé. Cela peut avoir lieu pour plusieurs raisons. L'apport d'acides par les aliments et les boissons peut dépasser les capacités d'utilisation et de neutralisation du corps. Le corps peut aussi, à cause de ses propres *déficiences* et de carences chroniques en vitamines et oligo-éléments, produire plus d'acides qu'il ne le devrait, parce qu'il est incapable de réaliser complètement certaines transformations chimiques. L'élimination défectueuse des acides par les reins et la peau peut aussi être la cause de leur accumulation dans les tissus.
Parce que l'élément liquide prédomine dans le corps, les acides sont charriés par le sang, la lymphe et les sérums cellulaires à travers tout l'organisme. Les liquides nourriciers dans lesquels baignent nos cellules deviennent aussi, par la force des choses, de plus en plus acides et les cellules seront donc contraintes de subir l'influence néfaste de cet environnement.

## La nocivité des acides

L'action agressive des acides a déjà été expérimentée par chacun, en croquant une rondelle de citron par exemple. Le contact du jus acide avec les muqueuses déclenche aussitôt une réaction

défensive: contraction de la bouche et de la face pour interrompre la pénétration des substances acides et hypersalivation pour diluer les principes irritants.
Mais cette expérience passagère que nous vivons au contact de l'acide du citron, les cellules, dans un terrain acide, doivent la vivre en permanence.
La puissance d'action des acides est telle que quelques années suffisent pour que les dents d'une personne acidifiée se carient alors que des millénaires n'ont pas suffi pour dissoudre les dents des hommes préhistoriques exhumés de nos jours.
Même la dureté du marbre est entamée par l'action des acides. Il suffit d'appliquer une rondelle de citron sur du marbre poli pour constater, après quelque temps, combien la surface lisse du marbre est devenue rugueuse et creuse suite à l'action corrosive. C'est d'ailleurs pour cette action corrosive et décapante que les ménagères utilisent le vinaigre pour enlever les dépôts calcaires dans les casseroles et au fond des baignoires. Et si, par malheur, la ménagère oublie le vinaigre versé dans sa baignoire et le laisse agir trop longtemps, elle pourra constater la puissance d'action des acides, puisque non seulement le calcaire, mais aussi l'émail de la baignoire auront disparu.
Mentionnons aussi l'expérience bien connue de dissolution de morceaux de viande dans le milieu fortement acide des boissons à base de cola.

## Qu'est-ce qu'un acide?

L'intensité de l'action des acides varie en fonction de la quantité absorbée, mais aussi et surtout en fonction de la force de l'acide lui-même. Il existe des acides plus forts que d'autres. Un système de mesure a été établi. Il permet de caractériser la force de l'acide par un chiffre. Cette force est déterminée par la plus ou moins grande capacité pour un corps de libérer des ions hydrogènes (H). C'est pour cette raison que l'on parle du pH d'une substance, c'est-à-dire de sa puissance (p) de libérer des ions hydrogènes (H).

| pH = unité de mesure du degré d'acidité ou d'alcalinité |
|---|

L'échelle de mesure va de 0 à 14. Le chiffre 7 indique un rapport d'équilibre entre les acides et les alcalis, c'est-à-dire un pH neutre. *Les alcalis, ou corps alcalins, ou encore corps basiques, sont les substances qui ont des caractéristiques inverses à celles des acides.*

| une substance alcaline = une base |
|---|

Plus l'acidité est grande, plus le pH est faible: de 7 à 0. Zéro étant l'acidité absolue, c'est-à-dire la plus forte concentration de ions H.

Plus l'alcalinité est grande ou moins un corps est acide, plus le pH est élevé: de 7 à 14. Quatorze représente l'alcalinité absolue, c'est-à-dire la plus faible concentration en ions H.

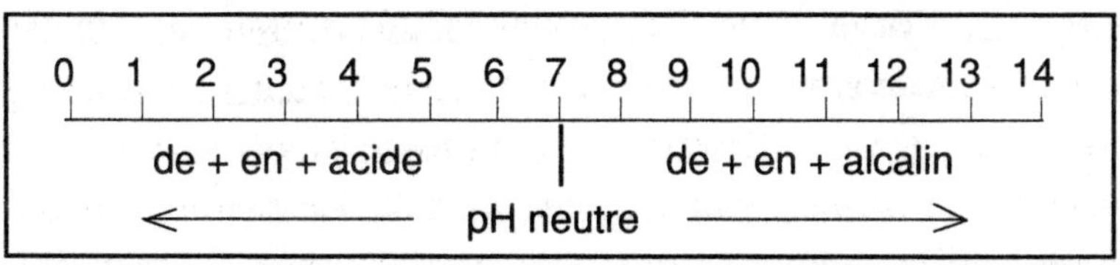


Le pH ou le degré d'acidité ou d'alcalinité de toutes les substances, celles que nous mangeons et celles qui forment notre corps, peut donc être mesuré et chiffré. Les chiffres employés sont l'expression d'une convention, d'un système de mesure créé pour faciliter la détermination du pH. Le système étant basé

sur les logarithmes, le passage d'une unité à une autre de l'échelle de mesure, par exemple de 7 à 6, indique que la concentration en acides augmente 10 fois, et non pas une fois comme dans le système arithmétique.
Tout corps ayant un pH de 7 à 14 est donc alcalin. C'est le cas, par exemple, pour la salive (pH 7,1), pour les sucs pancréatiques dont le pH varie entre 7,5 et 8,8 et pour les sucs intestinaux dont le pH est de 8,0.
Les corps acides, quant à eux, ont un pH variant entre 7 et 0. Celui des couches externes de la peau est de 5,2, d'où l'importance de ne pas utiliser des savons alcalins; celui du suc gastrique varie entre 1,6 et 3,2, etc.

## pH et activité enzymatique

Comme on peut le constater par les chiffres précédents, le pH varie d'une partie à l'autre de «l'espace corporel». Cela provient du fait que *les phénomènes vitaux ne se produisent que dans un milieu au pH défini, correspondant au pH nécessaire à l'activité des enzymes.*
C'est en cela que réside toute l'importance du pH pour la bonne marche de l'organisme. Les enzymes, qui sont en quelque sorte les ouvriers exécutant tous les travaux nécessaires au corps (à l'intérieur et à l'extérieur des cellules), *ne peuvent plus agir lorsque leur milieu vital change de pH.* Le ralentissement ou l'interruption de leur activité peut être la source d'une multitude de troubles organiques. Ce phénomène de blocage est bien connu en agriculture. Certaines cultures prospèrent mal, non pas parce que les substances nutritives nécessaires à leur développement font défaut dans le sol; au contraire, elles sont parfois là en abondance, mais parce que l'acidité du sol est trop forte et

bloque l'activité des enzymes responsables de l'assimilation de ces substances par les végétaux. On remédie à une telle situation en modifiant tout simplement le pH du sol par l'apport de substances alcalines.

Le pH qui permet un fonctionnement optimum, donc normal, de notre corps, est de 7,4. C'est le pH tel qu'il est mesuré au niveau du sang. Un terrain sain du point de vue de son pH est donc légèrement alcalin.

Comme tout équilibre dans notre corps, celui entre les acides et les bases est un équilibre instable. Il doit constamment être reconquis. De légères variations dans le pH du terrain sont donc encore compatibles avec la santé, tant qu'elles ne dépassent pas un pH de 7,45 vers l'alcalinité et de 7,35 vers l'acidité (cf tableau ci-dessus). Au-delà de ces deux chiffres, le terrain devient pathologique. Lorsque le pH d'un terrain se situe entre 7,45 et 7,8, on parle d'un terrain trop alcalin ou d'alcalose; entre 7,35 et 7, d'un terrain trop acide ou d'acidose. Alcalose et acidose sont des termes employés pour caractériser deux genres de terrains morbides.

Le pH du terrain ne peut pas s'éloigner plus du pH 7 vers l'acidité et du pH 7,8 vers l'alcalinité, car au-delà de ces limites, le corps cesse d'être malade: il entre dans un état totalement incompatible avec la vie et la mort s'ensuit.

La force vitale qui habite l'organisme et orchestre toutes ses fonctions lutte constamment pour le garder en bonne santé en essayant de maintenir le pH à 7,4. Mais sa marge de manœuvre est étroite, elle varie entre 7,35 et 7,45!

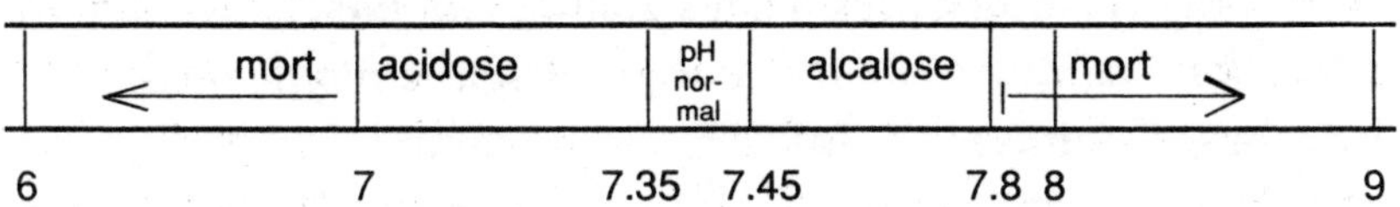

## Comment le corps se défend-il face aux acides ?

Les *déséquilibres momentanés du pH*, contre lesquels la force vitale doit lutter, sont dus principalement à :

- *l'apport exagéré d'acides par les aliments,*
- *la moins bonne transformation et neutralisation des acides suite à des carences en vitamines et oligo-éléments,*
- *la fatigue,*
- *le surmenage, le stress,*
- *la sous-oxygénation des tissus chez les sédentaires.*

Pour faire face à la présence massive et inattendue d'acides, le corps dispose d'un système de défense appelé le “pouvoir tampon”. Il lui permet d'encaisser – sans perdre son équilibre – le choc causé par l'arrivée brusque de ces substances.

Le système de défense fonctionne d'une manière toute simple. Il consiste à neutraliser chaque acide en le liant à une base, c'est-à-dire à un corps ayant les propriétés inverses aux siennes. Un sel neutre est ainsi obtenu et la nocivité de l'acide est supprimée.

| 1 acide + 1 base = 1 sel neutre |
|---|

Le chlore, par exemple, est un minéral acide très dangereux pour notre corps. Mais en présence de la base sodium, son caractère dangereux disparaît. Le sel neutre qui en résulte, le chlorure de sodium, est même une substance très utile puisqu'il s'agit du sel de cuisine.

Les minéraux acides sont le *soufre, le phosphore, le chlore, le fluor, l'iode, la silice*, etc. Les minéraux alcalins utilisés par le corps pour neutraliser les acides sont le *calcium, le sodium, le potassium, le magnésium, le cuivre, le fer, le manganèse*, etc.

Les bases minérales utilisées pour tamponner les acides excédentaires ne sont pas des minéraux immobilisés, à l'écart dans des réserves spéciales et prélevés uniquement en cas de besoin, elles font partie intégrante des tissus du corps lui-même. Ainsi, lorsque le terrain est acide, les bases minérales sont constamment prélevées dans les tissus organiques. Plus l'invasion par les acides est importante, plus le corps doit céder des bases. Ce pillage des réserves minérales ne peut évidemment durer très longtemps sans rendre le corps malade.

*Les acides en excès ont une action agressive, abrasive et corrosive sur nos tissus.*

# 4

# Les maladies dues à l'acidité

La présence anormale d'acides dans notre corps porte atteinte à notre organisme de cinq manières différentes. Ces dernières, en se combinant entre elles, donnent naissance à la multitude des troubles d'acidification.

## L'agression par les acides

A cause de leur agressivité ou de leur trop forte concentration, les acides irritent les tissus, provoquent des inflammations douloureuses et blessent les muqueuses. C'est au niveau des émonctoires que ces phénomènes sont évidemment les plus visibles.

Les acides contenus dans la sueur dessèchent la peau. Des auréoles rouges se forment par irritation dans les zones à forte sudation. La peau fragilisée devient très sensible, se fissure ou se crevasse.

Au niveau de l'émonctoire rénal, l'urine surchargée d'acides provoque des brûlures urinaires et, chez le bébé, des érythèmes fessiers.

Dans les profondeurs du corps, les acides agissent aussi de manière néfaste. Les muqueuses intestinales sont agressées et rendues poreuses. Par les micro-lésions ainsi creusées, la pénétration des déchets dans le courant sanguin est facilitée et il en résultera une auto-intoxication progressive de l'organisme.

Rien ne résiste aux agressions des acides, pas même les tissus osseux. Les articulations et les vertèbres sont rongées, cariées et corrodées, provoquant ainsi des arthrites, des arthroses, etc.

## La déminéralisation

Face à l'agression acide, le corps prélève dans ses tissus les bases minérales nécessaires à sa défense. Les prélèvements répétés et anormalement élevés de minéraux alcalins conduisent à la déminéralisation générale de l'organisme.
Les pertes minérales auxquelles sont soumis tous les organes les rendent fragiles et entraînent une diminution de leur possibilité de travail: les dents se carient, les cheveux tombent, les glandes endocrines ralentissent leur rythme, les sécrétions se tarissent, la pression sanguine diminue …
La fragilisation des articulations les rendent vulnérables, elles s'enflamment et toute la gamme des problèmes rhumatismaux peut s'installer. Le fait que les rhumatismes, l'arthrose, etc. sont des maladies résultant d'un terrain trop acide est une chose beaucoup trop peu connue. Combien de malades pourraient être soulagés ou guéris si le traitement de leurs troubles articulaires ne se limitait plus à la prise d'anti-inflammatoires et d'antalgiques, mais s'attaquait aussi à la correction du terrain acide.

## La diminution des défenses organiques

Fragilisées par la déminéralisation, irritées et agressées par les acides nuisibles, la peau et les muqueuses ne sont plus à même de remplir leur rôle de ligne de défense face aux infiltrations microbiennes. Les microbes pénètrent alors facilement dans le corps par les lésions des muqueuses.
Les organes du système immunitaire étant eux aussi affaiblis par l'agression des acides et la déminéralisation, ils ne défendent que faiblement le corps: des infections répétées et persistantes s'installent sur les organes les plus atteints par la montée des acides.

## La formation de dépôts

Les grandes quantités de minéraux prélevés dans les tissus encombrent et encrassent les organes, surtout les émonctoires. A la longue, ils finissent par s'y accumuler et former des dépôts. Ces derniers peuvent engendrer des calculs (biliaires, urinaires ou salivaires) ou provoquer la sclérose des organes (articulations bloquées, problème de surdité...).

## Le ralentissement enzymatique

L'acidification du terrain transforme l'environnement des enzymes en un milieu d'autant plus défavorable pour leur activité que le degré d'acidité augmente. Les enzymes ne sont ainsi plus à même d'assurer aussi bien les milliers de réactions chimiques nécessaires à la vie organique. De multiples troubles peuvent en résulter : sous-oxygénation des tissus, diminution de la production d'énergie, affaiblissement des défenses organiques, etc.

### Troubles résultant de l'acidification du terrain

La liste qui suit contient les troubles les plus courants. Une liste exhaustive se trouve en fin de livre (annexe A) :

- *manque chronique d'énergie*
- *fatigabilité et frilosité*
- *difficulté à récupérer*
- *tendance dépressive*
- *gencives enflammées et sensibles*
- *sensibilité des dents au froid, au chaud et à l'acide*
- *caries et effritement des dents*
- *cheveux ternes, perte des cheveux*
- *brûlures rectales ou urinaires*
- *peau sèche, fissurée ou crevassée, et eczémas secs*
- *ongles fragiles, cassants, dédoublés, rayés, tachés*

- *crampes ou spasmes musculaires*
- *atteintes des articulations*
- *sciatiques*
- *sensibilité accrue à la douleur*
- *grande réceptivité aux infections*

> *Lorsque l'organisme est acidifié, nos nerfs, nos organes et notre squelette baignent en permanence dans une mare d'acides.*

# 5

# Testez votre terrain!

Comment savoir si mon terrain est acide?, se demandera le lecteur.

Mis à part des analyses très spécialisées, il existe un certain nombre de signes ou indices qui, *en s'additionnant*, permettent à chacun de déduire si son terrain est acide ou non. Ces indices sont formulés ci-après sous forme de questions.

**Suis-je sujet aux maladies de déminéralisation?**

L'acidification du terrain entraîne automatiquement la déminéralisation et l'apparition de troubles précis. En consultant la liste des troubles possibles exposés au chapitre 4 et dans l'annexe A, chacun peut vérifier s'il a déjà souffert de telles maladies. Il est rare qu'une personne sensible aux acides n'ait connu qu'une seule des affections mentionnées.

**Mes ascendants souffrent-ils de tels troubles?**

Si les parents souffrent de déficiences métaboliques à l'égard des acides, les enfants seront *prédisposés* à cette même déficience.

**Suis-je sensible aux acides?**

La déficience métabolique est aussi décelable en observant son état lorsque l'on consomme des aliments acides. Si un mal-être, une brusque fatigue ou tout autre trouble mentionné au chapitre 4 se manifeste, la personne est métaboliquement faible à l'égard des acides. Bien sûr, plus la consommation d'aliments acides est importante, plus clairement se manifesteront les troubles.

Il n'est pas nécessaire de détruire sa santé en pratiquant volontairement ce test. Il suffit de chercher dans ses souvenirs ce qui s'est passé après une forte consommation de fruits acides (tels que framboises, tomates, etc.) ou lors d'une cure de jus de citron ou de raisin, par exemple. Si l'état général ne s'est pas modifié ou s'il s'est amélioré, il n'y a pas de déficience. La consommation d'aliments acides est alors possible. Dans le cas contraire, les acides représentent un problème à surveiller.

Il faut veiller à bien interpréter les effets d'une cure. Tout régime restrictif, quel qu'il soit, provoque un accroissement des éliminations de toxines qui, parfois, se manifestera de façon exubérante. Ces crises de désintoxication prennent la forme de maladies cataloguées: eczéma, bronchites, etc. On les appelle aussi des crises curatives et elles sont salutaires dans la mesure où le corps se libère des déchets qui encrassent le terrain.

Lors de cures de jus de citron ou de monodiètes aux fruits, de telles manifestations apparaissent tout naturellement. Mais chez une personne qui est métaboliquement déficiente à l'égard des acides, une telle cure provoque assez rapidement des troubles de déminéralisation par acidité. Si ceux-ci sont faussement interprétés comme des crises de nettoyage, le pauvre malade, croyant bien faire, persévère dans sa cure et détruit de plus en plus sa santé. Cette erreur d'interprétation se fait souvent lors de l'adoption d'un régime riche en fruits (le régime instinctif par exemple).

Pour distinguer la crise de déminéralisation de la crise de désintoxication, il faut observer la durée des affections. Les crises curatives sont de courte durée et disparaissent rapidement au cours de la cure elle-même. Les troubles dus à l'acidification du terrain se prolongent dans le temps et empirent tout au long de la cure.

**Mon alimentation est-elle riche en éléments acides et producteurs d'acides?**

A l'aide des listes figurant dans les annexes B, C et D et en se référant au chapitre 7, chacun peut vérifier ses apports en acides. De manière générale, les aliments consommés sont-ils plutôt basiques ou l'alimentation est-elle essentiellement composée d'éléments acides ou producteurs d'acides?

**Mon pH urinaire est-il dans les normes?**

Une personne acidifiée rejette des acides excédentaires par les urines. Par conséquent, ses urines deviennent acides.

Normalement, le pH urinaire se situe entre 7 et 7,5 à partir de la deuxième miction de la journée. La première urine du matin est généralement plus acide à cause des déchets accumulés pendant la nuit. Rappelons que plus l'acidité augmente, plus le chiffre indiquant le pH diminue.

On détermine le pH urinaire en déposant une goutte d'urine sur du papier de tournesol que l'on peut acquérir dans les magasins spécialisés. La couleur du papier se modifie en fonction du degré d'acidité et, en la comparant à un étalon de mesure, on obtient le pH du produit testé.

Un contrôle unique ne suffit pas pour déduire que le terrain est acide ou non-acide. Le pH urinaire varie en fonction de nombreux facteurs: les aliments consommés, la fatigue, l'activité physique, le stress. Il faut donc régulièrement contrôler son pH urinaire (matin, midi et soir) pour se faire une idée du pH réel. Les déductions sur le pH du terrain ne peuvent se faire sans ces tests réalisés au préalable. Un tableau permettant de noter les

trois mesures quotidiennes du pH urinaire est proposé dans l'annexe H.
Le même test peut être appliqué pour obtenir le pH salivaire qui, normalement, se situe à 7,1.

## Mes muscles sont-ils douloureux à la pression?

Les muscles, comme tous les autres tissus du corps, accumulent de l'acidité si le terrain est acide et deviennent douloureux à la pression. Normalement, on peut palper un muscle et enfoncer le doigt jusqu'à l'os, sans que des douleurs soient ressenties. On peut donc déterminer l'état d'acidité intérieur en exerçant une forte pression (jusqu'à l'os) sur les muscles du corps. Le test se fait généralement sur les trapèzes, les scalènes, les quadriceps, le psoas, dont la localisation est indiquée sur les illustrations suivantes:

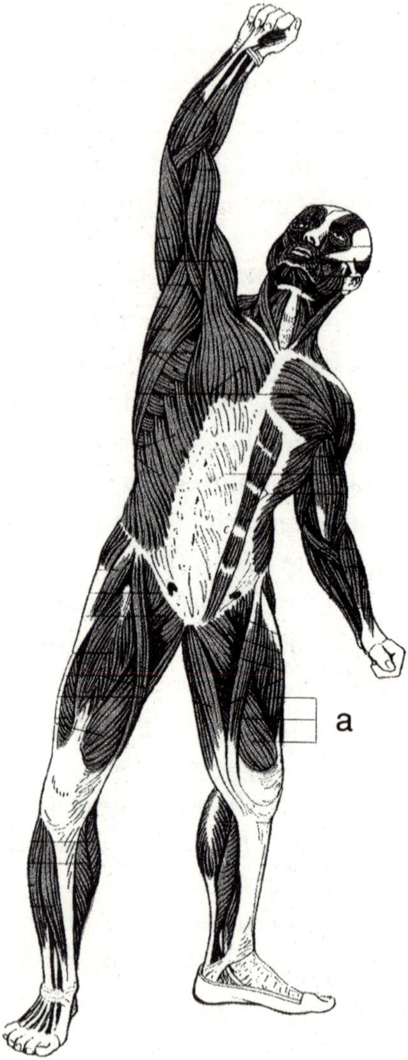

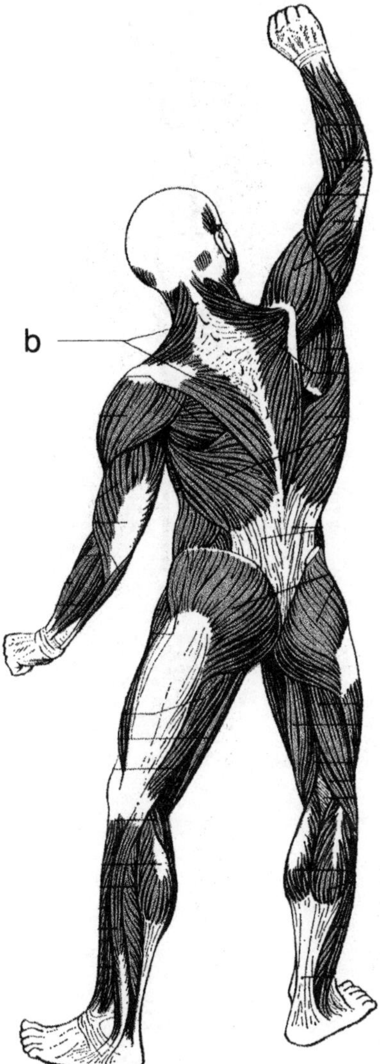


a) muscle quadriceps crural, comprenant le
- muscle droit antérieur
- muscle vaste externe
- muscle vaste interne
- muscle crural

b) muscle trapèze

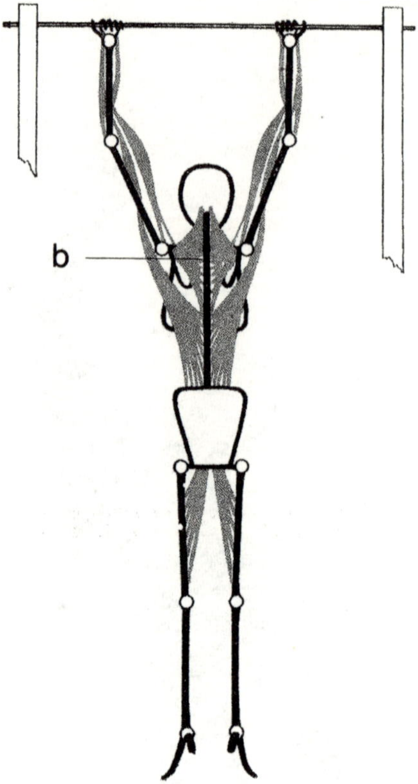


b) muscle trapèze

c) muscle psoas-iliaque
et muscle quadriceps
fémoral

d) muscles scalènes

(extraits de
«Le corps humain»
de A. Faller – Editions Universitaires, Fribourg – 1970)

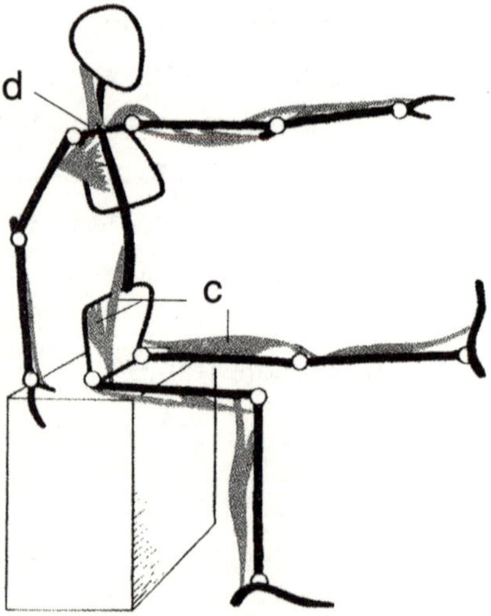

# 6

# Les facteurs d’acidification

L'apport d'acides par les aliments et la production d'acides par le fonctionnement organique sont inévitables. Il est donc normal pour l'organisme d'avoir à traiter avec des acides. Mais, alors que certaines personnes se trouvent bien armées pour faire face aux acides, d'autres le sont beaucoup moins.
Les premières, dont le système tampon fonctionne bien, ont de grandes réserves minérales et «brûlent» aisément tout excédent d'acides. De telles personnes ne s'acidifient pas facilement. Les abus d'acides doivent se répéter souvent et durer depuis longtemps pour que le terrain se dégrade et que des troubles se manifestent.
La deuxième catégorie est composée de personnes qui présentent une faiblesse métabolique à l'égard des substances acides. Ces personnes sont vite débordées en présence d'acides. Elles les neutralisent mal et leurs réserves minérales s'épuisent rapidement. De plus, elles ont une très faible capacité de *combustion* des acides et ceux-ci, au lieu d'être transformés, restent sous forme d'acides.
A cause de leur extrême sensibilité, ces personnes s'acidifient parfois «pour un rien» ou «produisent de l'acidité avec n'importe quoi», comme elles le disent elles-mêmes. Il suffit d'une contrariété, d'une période de surmenage, etc., pour que leur capacité métabolique diminue et que leur taux d'acides augmente en conséquence.
Les facteurs d'acidification exposés ci-après contribuent séparément ou conjointement à acidifier le terrain et à entraîner les troubles de déminéralisation qui en découlent.

Toute personne qui se suralimente en acides, qui est sous-oxygénée, carencée, etc., aura tendance à s'acidifier. Mais alors que pour les personnes ne présentant pas de déficiences métaboliques particulières, l'acidification du terrain n'engendrera au plus que des troubles bénins et passagers, chez la personne sujette à une faiblesse métabolique à l'égard des acides, les affections s'installeront très rapidement et tout de suite de manière importante et gênante.

*Une personne sujette à l'acidification peut vivre parfaitement normalement et en bonne santé, si elle adapte sa consommation d'acides à ses capacités personnelles, et seulement dans ce cas.*

La connaissance des facteurs d'acidification est donc une nécessité pour elle. Ces facteurs sont les causes de la formation du terrain acide, causes sur lesquelles il lui faudra agir pour modifier son terrain.

## La suralimentation en acides

Le caractère acide des aliments dits *aliments acides* est directement repérable au goût. Ainsi, l'acidité du citron, de la rhubarbe ou du vinaigre est bien connue. Ces aliments sont acides en eux-mêmes car ils contiennent de nombreux acides dans leurs tissus. Mais ces substances acides ne demeureront pas nécessairement sous cette forme lorsque le corps les utilisera. Chez la majorité des gens, elles seront transformées en substances basiques. Chez ceux qui souffrent d'une incapacité métabolique face aux acides par contre, elles resteront toutes ou en partie acides.
A côté de tels aliments, il existe aussi des aliments dits *producteurs d'acides* ou *acidifiants*. Leur caractère acide n'est pas

décelable au goût et en apparence, ils *semblent parfaitement neutres ou basiques.* Ces aliments sont toutefois acidifiants, car lors des transformations qu'ils subissent dans le corps, au niveau digestif ou cellulaire, ils libèrent de nombreux acides.

Le sucre blanc, par exemple, ne peut être considéré au goût comme un aliment acide; on l'utilise même pour atténuer l'acidité de la rhubarbe ou des petits fruits. Mais la transformation du sucre raffiné en énergie produit des acides, et ceci d'autant plus que les transformations se font mal.

Les *aliments alcalins*, quant à eux, ne contiennent pas ou peu d'acidité. Aucune substance acide n'est produite par le corps par l'utilisation de ces aliments. Les pommes-de-terre et les légumes verts, par exemple, sont très riches en bases.

Lorsque nous mangeons, nous consommons aussi bien des aliments acides, producteurs d'acides, que basiques.

*Des quantités respectives de ces trois différents types d'aliments au cours d'un repas dépendra la plus ou moins grande quantité d'acides à laquelle l'organisme devra faire face, et donc la plus ou moins grande possibilité pour lui de s'acidifier.*

Si la quantité d'aliments acides et producteurs d'acides est bien contrebalancée par l'apport d'éléments alcalins, les bases neutraliseront les acides sans que le système tampon n'ait à intervenir. Par contre, lorsque les aliments acides et producteurs d'acides prédominent, les acides pénètrent en grandes quantités dans le sang. Les bases alimentaires nécessaires à leur neutralisation faisant défaut, ce sont les minéraux alcalins prélevés dans les tissus grâce au système tampon qui devront être utilisés.

La connaissance des aliments acides, producteurs d'acides et alcalins étant primordiale pour la compréhension des problèmes d'acidité et surtout pour la correction du terrain, la question alimentaire sera reprise en détail dans le chapitre suivant.

> *Le corps s'acidifie lorsque la quantité d'aliments acides et acidifiants consommés est supérieure à celle des aliments alcalins.*

## Les carences en vitamines et en oligo-éléments

Pour transformer les substances chimiques, le corps doit les faire passer par une série de transformations préalables qui modifient progressivement la substance de base. A chaque maillon de cette chaîne de transformation interviennent des enzymes différents.
Il est donc indispensable que chaque enzyme de la chaîne puisse réaliser correctement son travail. Ceci n'est possible que s'il est stimulé par «les activateurs d'enzymes», qui ne sont autre chose que les vitamines et les oligo-éléments (manganèse, cobalt, etc.).
Chaque étape dépendant de la précédente et préparant la suivante, la carence en un activateur unique ralentira l'activité de toutes les enzymes qui suivent sur la chaîne ou empêchera leur entrée en action.

Les substances intermédiaires qui résultent des transformations étant le plus souvent des acides, les carences en vitamines et oligo-éléments peuvent donc aussi être un facteur favorisant l'acidification du terrain.

Pour illustrer ce fait, prenons l'exemple du glucose. Le glucose, pour être utilisable par le corps, doit passer par deux phases de transformations. Une première phase en absence d'oxygène (phase anaérobie) et une deuxième phase en présence d'oxygène (phase aérobie).

Lors de la phase anaérobie (cf tableau), le glucose est attaqué par des enzymes et transformé successivement en différents acides, appelés aussi des métabolites intermédiaires toxiques (M.I.T.). Ces derniers sont donc des substances toxiques et acides.
Ce n'est que dans la phase aérobie que la transformation de ces substances acides se poursuit; en présence d'oxygène et sous l'action d'autres enzymes, elle aboutit à la production d'énergie utilisable pour l'organisme. Les seuls résidus subsistant seront du gaz carbonique ($CO_2$), qui sera éliminé par les voies respiratoires, et de l'eau ($H_2O$), qui sera évacuée par l'urine et la sueur; donc des déchets inoffensifs et facilement éliminables.

a) phase anaérobie

$$\text{Glucose} \xrightarrow{\text{enzymes}} \begin{array}{l}\text{acide citrique}\\ \text{acide alpha-cétoglutarique}\\ \text{acide pyruvique}\\ \text{acide succinique}\\ \text{acide fumarique}\\ \text{acide oxalacétique}\\ \text{acide lactique}\end{array}$$

Ces acides sont appelés les M.I.T. =
métabolites intermédiaires toxiques.

b) phase aérobie

$$\text{M.I.T.} + \text{oxygène} \xrightarrow{\text{enzymes}} H_2O + CO_2 + \text{énergie}$$

Normalement, c'est-à-dire en présence suffisante d'oxygène et d'enzymes (et de leurs activateurs, les vitamines et les oligo-éléments), les M.I.T. acides sont transformés et il ne subsiste plus aucun acide en fin de réaction.

Dans le cas contraire, c'est-à-dire si l'oxygénation des tissus est insuffisante et que les enzymes ou leurs activateurs manquent, les transformations n'iront alors pas jusqu'au bout, soit jusqu'au stade de production d'énergie, de $CO_2$ et de $H_2O$. L'oxydation des M.I.T. ne s'étant pas produite, ces acides non neutralisés subsisteront sous une forme acide et se répandront dans l'organisme.

Le rôle important que jouent les enzymes (et par conséquent leurs activateurs) dans la transformation du glucose en énergie explique pourquoi le sucre raffiné est beaucoup plus acidifiant que les autres sortes de sucre. Au cour du raffinage, le sucre est débarrassé de toutes ses vitamines et de ses oligo-éléments. Sa consommation n'apporte donc pas les précieux activateurs d'enzymes nécessaires au corps.

Evidemment, le problème de carence ne se pose que si des quantités trop importantes de sucre raffiné sont régulièrement absorbées. De nos jours, cette surconsommation est un fait courant, d'où le nombre élevé de personnes souffrant de troubles par acidité.

Un processus similaire d'acidification peut aussi avoir lieu avec les corps gras. Au cours de la transformation de ces derniers, il y a une production tout à fait normale de substances toxiques et acides: acétone, acides, acétylacétiques et béta-hydroxybutyrique. Ces corps cétoniques sont ensuite transformés et ne subsistent plus en tant que tels ... si les transformations s'opèrent jusqu'au bout. Dans le cas contraire, le sang s'acidifie dangereusement (crise d'acétone).

Malgré la suralimentation générale, les carences sont tout à fait possibles, surtout lorsqu'il s'agit de substances présentes en très petites quantités dans les aliments, comme c'est le cas pour les vitamines et les oligo-éléments. Les carences ne proviennent généralement pas du fait que les quantités d'aliments consommés sont trop réduites, mais sont dues aux vitamines et oligo-éléments soustraits à l'aliment au cours des procédés de raffinage ou détruits pour améliorer la conservation ou la présentation.

> *Beaucoup d'acides sont le résultat de mauvaises transformations bio-chimiques dues à une carence en vitamines et oligo-éléments.*

## La sous-oxygénation

Comme exposé précédemment, les transformations chimiques nécessitent la présence d'oxygène.
Tout le monde respire et il apparaîtra peu probable que quelqu'un puisse manquer d'oxygène. Mais, les quantités d'air inhalées – et par suite les quantités d'oxygène disponibles pour le corps – varient énormément d'une personne à l'autre. Ici, il y a lieu de distinguer les personnes ayant une capacité thoracique normale de celles qui, quoi qu'elles fassent, ont un volume thoracique très réduit. Puis il faut distinguer la manière dont les capacités pulmonaires sont utilisées. Le mode de vie choisi conduit-il à une activité physique sollicitant régulièrement et profondément les poumons, ou bien les échanges d'air sont-ils limités au strict nécessaire, comme le permet une vie sédentaire? De plus, l'oxygène nécessaire aux transformations bio-chimi-

ques doit être disponible dans les profondeurs des tissus, au niveau des cellules, et non pas seulement au niveau des poumons. Le chemin à parcourir par l'oxygène pour atteindre la cellule est long et peut être encombré d'obstacles. Ce chemin est constitué par les liquides organiques qui font aussi office de transporteur.

La qualité du transporteur (l'absence de carence en fer, par exemple), son plus ou moins grand encombrement par les déchets et sa vitesse de circulation sont les facteurs qui détermineront l'importance de l'apport d'oxygène au niveau cellulaire. En effet, suivant l'état du terrain, les tissus organiques peuvent être comparés à des zones marécageuses mal irriguées dans lesquelles les liquides stagnent, donc où l'oxygène atteint très mal ou pas du tout les cellules.

L'effet d'une bonne oxygénation cellulaire sur le pH organique est illustré par l'expérience suivante: après une dure journée de travail, l'acidification du terrain se traduit par une acidification des urines. Le pH de l'urine peut tomber de 7 (son pH normal) à 5, par exemple, donc devenir très acide. Pour le faire remonter à 7, il suffit de faire une bonne promenade au grand air, et ceci sans rien consommer d'alcalin. L'oxygénation due à la promenade suffit, à elle seule, à oxyder de nombreux acides en circulation et à ramener le pH urinaire vers la normale.

La suroxygénation intervient d'ailleurs naturellement et automatiquement comme défense organique lors de fortes acidifications. Lors d'acidose grave, chez les grands malades, le rythme et l'amplitude respiratoire se modifient de manière caractéristique vers l'hyperventilation.

*La sous-oxygénation diminue la «combustion» des acides.*

## Le surmenage physique

L'activité physique est l'une des caractéristiques de la vie. Par conséquent, les déchets (acide lactique, pyruvique, gaz carbonique) provenant de l'activité musculaire ne sauraient être dangereux pour l'organisme. Le gaz carbonique est éliminé par les voies respiratoires lors de l'expiration et les acides lactique, pyruvique, etc. sont facilement oxydés, donc convertis en énergie, si bien que leur caractère acide disparaît.

Cependant, lorsque le corps est sollicité par une activité particulièrement éprouvante, les déchets s'accumulent dans les muscles à cause de la circulation déficiente qui résulte de la fatigue. Une sous-oxygénation des tissus est ainsi provoquée et, par conséquent, une moins bonne transformation de l'acide lactique. Les troubles musculaires qui en résultent sont les courbatures. Le pH au niveau des muscles varie donc suivant l'état de repos ou de fatigue du muscle. Il suffit d'ailleurs d'injecter des «toxines de fatigue», donc des acides, dans un muscle reposé, pour le rendre fatigué à son tour.

Le surmenage physique contribue donc à l'acidification du terrain. Mais à notre époque sédentaire, cela n'est pas le plus courant. Néanmoins, le manque de sommeil, le stress et le surmenage continuels auxquels se laisse aller l'homme moderne aboutit à ce même résultat. Une accumulation d'acides dans les muscles provoque la fatigue. Cela explique pourquoi les personnes souffrant d'acidité sont généralement fatiguées et ne récupèrent que lentement. La simple présence d'acides dans leurs tissus les épuise, même en l'absence de tout effort physique.

Si l'effort est poussé plus loin encore que la fatigue, l'accumulation des toxines acides dans les tissus finit par représenter un tel danger pour le corps que celui-ci se défend en déclenchant une fièvre pour les brûler. C'est la fièvre des enfants épuisés par une journée trop chargée ou celle des soldats après une trop longue marche.

> *Le surmenage, le stress et le manque de sommeil augmentent le taux d'acidité du corps.*

## Les éliminations insuffisantes par les reins et la peau

Les acides apportés par les aliments (acides exogènes) et ceux produits par le fonctionnement du corps lui-même (acides endogènes) quittent le milieu intérieur grâce au travail de filtration et d'élimination des reins et de la peau. Le taux d'acides accumulés dans le terrain dépend donc aussi de la bonne marche de ces deux émonctoires.

Les reins devraient éliminer environ 1,5 litre d'urine par jour, ce qui représente 5 à 6 mictions. En plus de cette quantité, il faut aussi tenir compte de l'aspect qualitatif car l'urine peut être plus ou moins chargée de déchets, donc d'acides. Bien que seule une analyse d'urine permette de vérifier si les reins filtrent et éliminent suffisamment de déchets, il est néanmoins possible de se rendre compte de la qualité des éliminations à la couleur et à l'odeur de l'urine. Elle doit être colorée jaune citron. Cette teinte témoigne de la présence d'une certaine quantité de déchets. Les urines décolorées, limpides comme l'eau, révèlent au contraire la pauvreté de l'élimination. Ceci n'est évidemment vrai que dans la mesure où le sujet ne boit pas exagérément (2 à 3 litres par jour, par exemple), ce qui aurait pour effet de décolorer les urines.

L'urine a une odeur caractéristique qui s'atténue ou disparaît lorsqu'elle est peu chargée en déchets.
Au niveau de la peau, l'élimination des acides se fait par les glandes sudoripares. Ce sont environ 800 g d'eaux qui sont rejetés quotidiennement sous forme de sueur. Cette dernière s'évaporant rapidement, l'élimination n'est pas très visible. Elle le devient cependant lorsque, sollicitée plus activement, la peau rejette des quantités plus importantes de liquides, par exemple en cas de fortes chaleurs ou de gros efforts physiques.
Les émonctoires sont prévus pour éliminer quotidiennement une certaine quantité de déchets. Cette quantité peut être augmentée en cas de besoin: lors de fortes surcharges, avec l'inconvénient que les éliminations très chargées deviennent irritantes pour l'émonctoire. Cela peut cependant s'avérer nécessaire pour sauver l'organisme de l'intoxication.
Une élimination insuffisante par les reins et la peau conduit à une accumulation de déchets dans le corps. Cet emmagasinage sera d'autant plus important que la déficience des émonctoires est grave et dure depuis longtemps.
Chaque nouvelle vague de déchets repoussant en profondeur les précédentes, des années d'effort sont parfois nécessaires pour les faire remonter vers les émonctoires, pour que le corps puisse les rejeter vers l'extérieur.

*Des éliminations insuffisantes entraînent une accumulation d'acides dans le corps.*

## La faiblesse des glandes digestives

Les enzymes sécrétées par les glandes digestives ont chacune besoin d'un milieu au pH bien défini pour être actives. Au niveau de l'estomac, les digestions se font en milieu fortement acide, alors qu'aux niveaux buccal et intestinal, elles ont au contraire lieu dans un milieu plutôt alcalin.

Le bol alimentaire à la sortie de l'estomac a un pH très bas d'environ 1,5. Cette forte acidité – qui était nécessaire pour l'étape stomacale de la digestion des protéines – entraverait complètement la poursuite du processus digestif au niveau intestinal si cette acidité n'était pas neutralisée et le pH ramené vers une valeur basique.

Cette alcalinisation du bol alimentaire a lieu grâce aux sécrétions biliaires et pancréatiques. La bile a un pH qui s'élève jusqu'à 8,5, et celui du suc pancréatique oscille entre 7,5 et 8,8.

Une faiblesse hépatique et pancréatique – faiblesses qui se manifestent en des sécrétions qualitativement et quantitativement insuffisantes – entraîne une mauvaise alcalinisation du bol alimentaire. Les acides provenant des aliments, ainsi que ceux apportés par les sucs gastriques, seront mal neutralisés. La conséquence néfaste de cette présence anormale d'acides dans les intestins sera que le corps absorbera beaucoup plus de substances acides qu'il ne le devrait normalement.

La faiblesse des glandes digestives favorise l'acidification du terrain d'une autre manière encore. Les substances alimentaires mal transformées lors des processus digestifs ont tendance à fermenter ou à putréfier. Il en résulte une masse de substances toxiques et acides (scatol, indol, phénol, ptomaïne, etc.), produites et absorbées en même temps que les substances nutritives utiles. Ceci a lieu d'autant plus facilement que les muqueuses intestinales ont été rendu poreuses par ces substances toxiques.

*Les facteurs d'acidification sont les causes sur lesquelles il faut agir si l'on veut guérir.*

# 7

# Les aliments acides, producteurs d'acides et alcalinisants

Après avoir pris conscience de la relation existant entre son alimentation et son état de santé, une personne souffrant de troubles de déminéralisation par acidité doit savoir distinguer les aliments qui acidifieront son terrain de ceux qui, au contraire, contribueront à le rendre basique.

Malheureusement, les différentes listes d'aliments classifiées sont généralement établies en fonction de leur effet sur les personnes ne souffrant pas de faiblesse métabolique et ne sont donc d'*aucune* utilité pour ceux qui sont atteint de cette déficience.

La détermination du caractère acidifiant ou alcalinisant des aliments sur le corps se fait en contrôlant le pH urinaire. En effet, les excédents d'acides et de bases sont rejetés par les urines. Ainsi, après l'absorption d'aliments riches en acides, l'élimination de ces derniers rend l'urine acide. De même, après la consommation d'aliments alcalins, l'urine s'alcalinise à cause des bases rejetées.

Il semblerait donc que l'effet des aliments sur le pH urinaire permette d'établir avec certitude un classement entre les aliments acidifiants et alcalinisants. Malheureusement, ce n'est pas le cas. Certaines personnes présentent à la fois des urines alcalines et des symptômes d'acidification après avoir ingéré des aliments acides. Donc, précisément le contraire de ce qui est théoriquement considéré comme normal, puisque si les urines sont alcalines, la personne devrait être «alcaline», et vice-versa pour les acides.

Cette contradiction provient du fait que les personnes atteintes d'une faiblesse métabolique à l'égard des acides ne les métabolisent pas de la même manière que les personnes ne souffrant pas de cette déficience.

La prise d'un aliment riche en acides, tel qu'un fruit ou un jus de citron, par une personne de bonne capacité métabolique face aux acides entraîne l'oxydation des acides et la mise à disposition des bases minérales du fruit. Pour de tels cas, les fruits ou le jus de citron ont un *effet alcalinisant* et sont donc *d'un emploi bénéfique*.

Chez une personne souffrant de faiblesse métabolique, les acides des mêmes fruits ne seront ni oxydés ni transformés. Ils resteront dans le corps sous une forme acide. *Les bases retrouvées dans les urines ne seront donc pas celles apportées par les fruits* (qui de toute façon en sont pauvres), *mais par les minéraux prélevés par l'organisme dans ses propres tissus pour conserver son pH*. Dans ce cas, les urines sont donc aussi alcalines, mais les fruits auront un effet déminéralisant et seront d'un emploi néfaste.

*L'effet acidifiant ou alcalinisant des aliments dépend donc des capacités de transformation des organismes qui les reçoivent.* Les listes d'aliments déterminés à partir des modifications du pH urinaire ne traduisent pas fidèlement la réalité et ne sont valables que pour les gens qui métabolisent correctement les acides. Mais ces personnes n'ont guère besoin de consulter ces listes puisqu'elles ne souffrent pas des troubles en question.

Ce qui nous intéresse ici, c'est de présenter des *listes adaptées aux besoins des gens souffrant de déficiences métaboliques face aux acides*, puisque ce sont eux qui en auront besoin.

Les aliments classés ci-après comme «acidifiants» ou «alcalinisants» le sont pour tout le monde. Par contre, la liste des aliments «acides» englobe des aliments qui, bien que contenant de nombreux acides, n'auront une action acidifiante que chez les personnes souffrant d'une déficience métabolique à l'égard des acides. Chez les autres, ils auront une action basique et reminéralisante.

## Les aliments acidifiants ou producteurs d'acides

Les aliments acidifiants ne contiennent pas de substances acides en tant que telles, mais en produiront comme conséquence naturelle des transformations digestives auxquelles ils sont soumis, ou de leur utilisation au niveau cellulaire. *La production d'acides par ces aliments est donc inévitable, mais normale, et touche autant les personnes sensibles aux acides que celles qui ne le sont pas.* D'où leur nom d'aliments producteurs d'acides.
C'est le cas, par exemple, pour la viande. La digestion et l'utilisation des protéines aboutit nécessairement à la production d'acides dont le plus connu est l'acide urique.
La plupart des «aliments producteurs d'acides» sont aussi des nutriments de base pour notre alimentation. Il n'est donc pas possible de les supprimer sous prétexte qu'ils contribuent à acidifier le terrain. La solution consiste à veiller aux quantités. Car si un léger apport d'acides est inévitable et naturel avec ces aliments, cet apport sera d'autant plus grand que les quantités consommées seront élevées. L'effet acidifiant ne sera effectif et néfaste que si ces aliments sont consommés en excès. La notion d'excès ne peut être qu'individuelle car elle est basée sur les capacités métaboliques personnelles.

**Liste des aliments acidifiants**

- la viande, la volaille, la charcuterie, les extraits de viande, le poisson
- les œufs
- le fromage (les fromages forts sont plus acides que les doux)
- les produits laitiers riches en petit-lait : yaourt, lait caillé, fromage blanc, kéfir, etc.
- les corps gras animaux
- les huiles végétales, surtout l'arachide et les huiles durcies ou raffinées
- les céréales, complètes ou non : blé, avoine,... surtout le millet
- le pain, les pâtes, les flocons et aliments à base de céréales
- les légumineuses : arachide, soja, haricot blanc, fève, etc.
- le sucre raffiné et blanc
- les sucreries : sirop, pâtisserie, chocolat, bonbon, confiture, fruits confits, etc.
- les fruits oléagineux : noix, noisette, etc. (sauf l'amande)
- le café, le thé, le cacao, le vin
- les boissons industrielles sucrées : limonades et boissons à base de cola

**Quelques remarques à propos de différents aliments cités ci-dessus :**

*a) La viande, le poisson*

La relation entre la consommation de protéines et la production d'acides doit être examinée de manière différente selon la provenance des protéines. Les acides animés de molécules protéiques tels qu'ils se trouvent dans le fromage ou le lait n'amènent au fond que peu d'acides, puisque les déchets résultant de leur utilisation sont de l'acide cétonique qui, après oxydation, est neutralisé et éliminé, ainsi que de l'urée, déchet toxique mais non acide qui sera éliminé par les reins ou les glandes sudoripares.

Il n'en va pas de même lorsque les protéines proviennent du noyau d'une cellule, donc lorsqu'elles appartiennent aux tissus ou aux chairs animales (chair, organe, poisson, volaille, œufs). Les nucléo-protéines ou protéines des noyaux cellulaires contiennent trois genres de substances : *l'acide phosphorique, l'acide sulfurique et des purines*. Le phosphore et le soufre sont des minéraux acides. En elles-mêmes, les purines * sont basiques. Mais pour être éliminées, elles sont transformées en différentes substances acides très toxiques, dont fait partie l'acide urique. La consommation de chairs animales est donc toujours productrice d'acides. Évidemment, plus la consommation de viande augmente, plus l'apport d'acide devient conséquent et dangereux.

le problème ne se pose pas de la même façon pour l'être humain que pour les animaux carnivores car ceux-ci possèdent un enzyme appelé uricase qui transforme l'acide urique en un sous-produit : *l'allantoïne*, moins dangereux et plus aisément éliminable.

A l'origine animal carnivore, le chien, par exemple, neutralise 98 % de l'acide urique par ce moyen. L'élimination de l'allantoïne est alors aisée pour les reins. L'être humain, lui, n'est capable de neutraliser que très peu d'acide urique. Lorsque celui-ci est en excès, il irrite et fragilise les reins, ce qui aura pour conséquence une élimination d'autant plus mauvaise des déchets en général et des acides en particulier.

Les purines ne se trouvent pas seulement dans les chairs animales. Il en existe beaucoup dans certains végétaux tels que, par exemple, les légumineuses (soja, lentilles, haricots, etc.). Cent

---

* voir annexe G : tableau mentionnant la contenance en purines de différents aliments

grammes de soja contiennent autant de purines que 200 grammes de viande de porc. Le café, le thé noir et le cacao (donc le chocolat) contiennent également beaucoup de purines. C'est pour cette raison qu'ils sont classés dans la liste des aliments acidifiants.

*b) Les corps gras*

La digestion des corps gras met à disposition de l'organisme des acides gras, saturés ou non. Les acides gras saturés sont d'utilisation plus difficile par le corps et, par conséquent, présentent un risque plus grand d'acidification. Ils se trouvent surtout dans les corps gras animaux (saindoux, suif, viande ou poisson gras), dans les huiles végétales durcies (margarine, beurre, beurres végétaux hydrogénisés, huiles raffinées). L'huile d'arachide est connue comme étant la plus acidifiante. Les huiles vierges, de première pression à froid, sont riches en acides gras insaturés et ne sont donc pas acidifiantes.

*c) Les céréales*

La digestion des céréales (blé, orge, millet, etc.) produit une certaine quantité d'acides, peu importe la forme sous laquelle la céréale est consommée, en grains, en flocons ou en farines incorporées dans des préparations diverses: cake, pâtes, etc. Le caractère acidifiant des céréales se manifeste d'ailleurs aussi bien si les céréales sont complètes ou raffinées (riz blanc, pain blanc, etc.)

Le *millet* est souvent qualifié de céréale reminéralisante. Il est effectivement riche en minéraux, surtout en silice. Mais la silice est sous forme acide (acide silicique) et n'aura un effet reminéralisant que pour ceux qui ne souffrent pas de déficiences métaboliques.

## Les aliments acides

Les aliments acides contiennent de nombreuses substances sous forme acide, ce qui les rend aisément reconnaissables au goût. Par exemple : le citron, la rhubarbe, le vinaigre…
*Les aliments acides ont une action acidifiante ou alcanisante suivant la personne qui les consomme.* Les personnes sensibles aux acides doivent veiller tout particulièrement aux aliments figurant dans cette liste, car chez elles, l'effet de ces aliments sera toujours acidifiant. A l'exception des fruits, ils ne sont pas indispensables, comme l'était la grande partie des aliments producteurs d'acides. La suppression ou de fortes réductions de la consommation de ces aliments est facilement réalisable et nécessaire.

### Liste des aliments acides

- le petit-lait vieux de quelques heures (donc yaourt, lait caillé, kéfir, fromage blanc peu égoutté, etc.)
- les fruits pas mûrs (moins les fruits sont mûrs, plus ils sont acides)
- les fruits acides :
  - petits fruits : groseilles, cassis, framboises…
  - agrumes : citrons, pamplemousses, grape-fruits, oranges…
  - certaines variétés de pommes (cloche), de cerises (griotte), de prunes, d'abricots…
- l'excès de fruits doux
- les légumes acides : tomate, rhubarbe, oseille, cresson
- la choucroute
- les jus de fruits, le jus de citron (ce dernier dans la sauce à salade !)

– le miel
– le vinaigre

Tous ces aliments contiennent de nombreux acides, d'où leur goût acidulé. Ce dernier sera d'autant plus prononcé que le taux d'acide est élevé, bien que la présence de sucre dans l'aliment, comme dans le miel par exemple, dissimule en partie la saveur acide. Les boissons industrielles sucrées sont très acides. Celles à base de cola ont un pH de 2,4; les orangeades environ 3,2. Mais la forte présence de sucre (jusqu'à 50 grammes par litre) atténue fortement le goût acide.
La présence d'acides dans les fruits n'est pas identique d'une variété à l'autre d'une même espèce: les pommes cloches sont par nature toujours acides alors que les golden sont plutôt douces. Les griottes sont très acides et les bigarreaux peu, etc.
La maturité du fruit a aussi son importance. Moins un fruit est mûr, plus il contient d'acides. Avec le mûrissement, le taux d'acides diminue et celui du sucre augmente. L'abricot mûr, par exemple, est très sucré et ne contient que très peu d'acides. Les fruits cueillis avant maturité et mûrissant en entrepôts sont plus acides que ceux cueillis mûrs sur l'arbre.
Tous les fruits (sauf les bananes) contiennent des acides, certains plus que d'autres. Les fruits doux (pomme, poire, pêche, etc.) en contiennent le moins. Cependant, ce peu d'acide, s'il n'est pas transformé – ce qui est généralement le cas chez les personnes sensibles – acidifiera aussi l'organisme.
Les jus de fruits sont plus acides que les fruits eux-mêmes. D'une part, ils sont plus concentrés – on boit facilement le jus de 3 oranges, mais on ne mange pas aisément les trois d'affilé – et d'autre part, une partie des minéraux reste prisonnier de la pulpe du fruit qui est rejetée après le pressage du fruit. En outre, le

sucre rajouté au jus, s'il diminue son goût acide, augmente son *effet acidifiant.*

Le miel est un aliment riche en acides. Il doit être utilisé parcimonieusement.

Nous basant sur l'aphorisme de médecine naturelle: *«l'aliment n'est rien si l'on ne considère pas le tube digestif dans lequel il va entrer»*, nous n'avons pas fait figurer la tomate, le vinaigre, le jus de citron, le petit lait, etc., dans la liste des aliments alcalinisants, comme cela se fait habituellement. L'accent est ainsi mis sur le *caractère acide de l'aliment* et non pas sur ses *effets éventuellement alcalinisants après* transformation et utilisation par le corps, car justement tous les organismes ne métabolisent pas correctement les acides. Ces aliments ont un *effet acidifiant* chez les personnes souffrant d'insuffisance métabolique à l'égard des acides (voir annexe F).

## Les quatre facteurs influant la capacité de métaboliser les acides

Avant d'aborder la liste des aliments alcalins, il faut noter que l'effet acidifiant de l'aliment augmente ou diminue en fonction de quatre facteurs.

*a) Les quantités consommées*

Plus la quantité d'aliments producteurs d'acides ou acides ingérés est grande, plus l'apport d'acides est élevé. Un même aliment, consommé en quantités raisonnables – adaptées aux capacités de transformation de la personne – pourrait très bien être parfaitement métabolisé et donc ne pas se solder par un apport d'acides.

*b) La fréquence des apports*

Plus les apports d'acides sont fréquents, plus le corps doit céder ses bases et faire appel à ses minéraux de constitution. Si le corps supporte relativement bien l'apport occasionnel d'un aliment riche en acides, des apports répétés de ce même aliment ne lui permettront que difficilement d'y faire face efficacement.

*c) L'heure de la consommation*

Le problème de l'acidification étant lié à une faiblesse métabolique, donc aux capacités de transformation de l'organisme, il n'est pas indifférent que les acides soient consommés le matin ou le soir. En effet, pour certaines personnes, il faut plusieurs heures (en début de journée) pour que le «moteur organique» soit suffisamment «chauffé» et fonctionne correctement.

Si les fruits (ou pire, les jus de fruits plus concentrés) sont consommés tôt le matin, lorsque le «moteur» ne tourne pas encore correctement, l'organisme aura beaucoup plus de difficultés pour les métaboliser que d'habitude. L'apport d'acide l'après-midi ou le soir (avant la fatigue) est mieux toléré. Contrairement à ce que l'on croit généralement, la consommation de jus d'orange ou de jus de citron, le matin au petit déjeuner pour l'apport de vitamine C, n'est pas une pratique à recommander systématiquement. Elle n'est valable que pour les personnes ne souffrant pas de déficiences métaboliques à l'égard des acides.

Pour les mêmes raisons, les acides sont plus facilement métabolisés en été, lorsqu'il fait chaud et que le soleil brille, que dans le froid de l'hiver. Ou lorsqu'on est reposé et détendu plutôt que fatigué, stressé et contrarié.

*d) L'équilibre entre les aliments acides et alcalins*

*«Les aliments et boissons que nous ingérons sont des correctifs des humeurs et des uns des autres»*, disait Hippocrate.

L'effet acidifiant des aliments peut être compensé par les aliments alcalinisants pris au même repas. Les bases des uns serviront à neutraliser les acides des autres, sans que les réserves organiques ne soient sollicitées.

Une consommation généreuse de légumes crus ou cuits et de pommes-de-terre neutralisera par exemple l'acidité de l'apport protéique.

Inconsciemment, ou par tradition pleine de sagesse, on neutralise l'acidité des petits fruits (framboises, groseilles, etc.) en les mangeant avec du séré, du fromage blanc ou de la crème.

Par contre, deux aliments acides ou acidifiants pris au même repas ou au cours de la même journée additionnent leurs effets acidifiants pour le corps.

## Les aliments basiques ou alcalinisants

Ces aliments sont riches en bases et ne contiennent pas ou peu de substances acides. Leur transformation et utilisation par le corps ne sont pas non plus productrices d'acides, si bien que ces aliments ont des vertus alcalinisantes pour le terrain, quelles que soient les quantités ingérées. *Cette vertu est valable pour tous, indépendamment des capacités métaboliques de chacun. Ce sont ces aliments qui doivent être consommés avant tout par les personnes acidifiées.* Bien sûr, accompagnés par des quantités bien mesurées, mais indispensables, d'aliments producteurs d'acides. Les aliments acides ne seront consommés qu'occasionnellement, en quantités d'autant plus mesurées que les capacités de transformation des acides sont basses.

**Liste des aliments alcalinisants:**

– les pommes-de-terre
– les légumes verts, crus ou cuits: salade, laitue, haricot vert, chou, etc.
– les légumes colorés: carotte, betterave, etc. (sauf tomate)
– le lait, le lait en poudre, le séré bien égoutté, la crème
– le petit lait frais
– le petit lait en poudre fabriqué à partir de ce petit lait
– la banane
– l'amande, la noix du Brésil
– la châtaigne
– les fruits secs: modérément (sauf abricot)
– l'eau minérale alcaline
– boisson à la purée d'amande

Bien que la *pomme-de-terre* soit connue et utilisée surtout pour son action anti-acide au niveau de l'estomac, lors d'acidité stomacale, de gastrite ou d'ulcère, ses vertus ne s'arrêtent pas là. En raison de sa richesse en bases, son action alcalinisante s'étend à l'organisme entier. Riche en amidon, elle remplace avantageusement les céréales, sans présenter le caractère acidifiant de ces dernières. *La pomme-de-terre est donc un excellent aliment pour les personnes souffrant d'acidité et figurera régulièrement aux repas.*

Les *légumes verts et colorés* font partie des aliments les plus riches en minéraux. A l'exception des tomates, ils sont fortement basiques. Une *consommation généreuse et bi-quotidienne* de légumes colorés, crus ou cuits, est l'un des meilleurs moyens pour lutter contre l'acidification du terrain.

L'*amande* figure comme exception parmi les oléagineux. Elle est la seule à être franchement alcalinisante alors que tous les autres sont acides, surtout les noix. Les amandes peuvent également se consommer sous forme de purée.

Les *fruits secs* tels que les raisins et les pruneaux sont plutôt alcalins. Les autres tels qu'abricots, pommes, pêches, etc. sont généralement acides car ils ont été séchés avant maturité complète. Tous les fruits secs traités au soufre, de par le caractère acide de ce dernier, sont évidemment acidifiants.

Parmi tous les *fruits frais*, la banane est le seul fruit alcalin; elle reste alcalinisante quelle que soit la quantité consommée. Les melons et poires le sont aussi, mais dans une moindre mesure.

Les châtaignes ont aussi un effet alcalinisant. En tant que farineux, elles peuvent remplacer la pomme-de-terre (choux rouge aux châtaignes, par exemple) ou être utilisées en dessert.

La présence du petit lait dans deux listes différentes nécessite quelques explications. Lorsqu'il est frais, le petit lait a un pH d'environ 7 et peut être considéré comme un aliment alcalin. Cependant, plus il vieillit, plus son pH descend, donc plus il devient acide. Au bout d'une dizaine d'heures, son pH est inférieur à 4,5. Le petit lait commercialisé ou celui contenu dans le yaourt, le lait caillé, etc... est donc forcément acide. Une exception à cela, le petit lait en poudre, fabriqué avec du petit lait très frais.

*Les aliments acidifiants ou producteurs d'acides sont acidifiants pour tout le monde.*

*Les aliments acides ont une action acidifiante ou alcalinisante suivant la personne qui les consomme.*

*Les aliments alcalinisants ou basiques sont alcalinisants pour tout le monde.*

# 8

# La correction du terrain acide

Comme toute thérapeutique devrait l'être, la thérapeutique des troubles d'acidité procède du bon sens et de la logique. La suppression des *effets* néfastes de l'acidité ne peut être obtenue que par la suppression des *causes* qui les ont produites.

La thérapeutique consistera donc à corriger le terrain acide en supprimant toutes les causes d'acidification, et non pas à attaquer localement chaque trouble séparément. La désacidification générale du terrain amènera tout naturellement la suppression des troubles locaux, aussi nombreux et différents qu'ils puissent être.

Cette manière de procéder correspond et permet de vérifier à nouveau la véracité de ces deux grands aphorismes de la médecine naturelle:

*«La nature profonde des maladies est générale et unique; c'est l'encrassement du terrain».*

*«La thérapeutique doit avant tout être générale: la correction du terrain».*

Bien sûr, des soins locaux et anti-symptomatiques sont nécessaires pour soulager le malade ou pour l'aider à passer les crises aiguës qui mettent en danger un organe ou la vie du malade elle-même, en cas de débordement microbien par exemple. Mais ces soins locaux ne doivent pas faire oublier l'importance de la correction du terrain.

Concrètement, la correction du terrain acide porte sur trois points:

- *le réglage des apports acides, causes de tous les troubles*
- *l'élimination des acides accumulés dans le corps*
- *la reminéralisation de l'organisme par l'apport de bases*

## Le réglage des apports acides

La diminution des apports d'acides est la mesure la plus logique car elle diminue l'agression à laquelle doit faire face l'organisme. Mais de combien faut-il diminuer ces apports pour être vraiment efficace?
Une restriction trop minime ne fait que soulager, sans changer fondamentalement le problème. Le corps doit malgré tout continuer à faire face à de nouveaux acides, ce que justement il s'est montré peu capable de faire.
Pour être efficace, la restriction doit ramener la quantité d'acides consommés à un taux légèrement inférieur à celui que supporterait l'organisme. De cette manière, le corps n'a plus qu'à faire face aux acides déjà présents dans ses tissus. Lorsque l'équilibre acido-basique sera rétabli, le taux d'acides admis dans les apports alimentaires sera augmenté jusqu'à ce qu'il corresponde au taux supporté par l'organisme; jamais au-dessus, car alors le processus d'acidification du terrain recommencerait.
Il n'y a pas de règles mathématiques pour déterminer la quantité d'aliments acides ou producteurs d'acides tolérée par l'organisme. Par contre, la personne elle-même, une fois consciente de son problème, *«sent»* si elle doit restreindre ou peut élargir l'apport. Ce «ressenti» se manifeste au niveau de son bien-être

Dans un premier temps, il est préférable de restreindre au maximum l'apport d'acides et même de les supprimer totalement pendant une certaine période.
Ceci impliquerait l'adoption d'une nourriture limitée aux aliments basiques. Malheureusement, la gamme de ces derniers ne permet pas de suivre un régime équilibré. Il faut donc nécessairement, après quelque temps, y ajouter des aliments protéinés qui figurent au tableau des aliments producteurs d'acides. Parmi ceux-ci, il faudra préférer les produits laitiers aux chairs animales et parmi les laitages, ceux pauvres en petit lait. Les produits laitiers n'étant pas composés de tissus cellulaires, ils sont moins acidifiants que les viandes, poissons, etc. Par ailleurs, leur richesse en minéraux, surtout en calcium et en vitamine D, favorise le processus de reminéralisation.
Le petit lait étant un aliment acide, on peut consommer sans problème les aliments qui n'en contiennent plus comme les fromages à pâte dure ou molle, les sérés et fromages blancs bien égouttés. Par contre, le yaourt, le kéfir, les fromages blancs trop liquides etc. sont trop riches en petit lait.
Fatalement, de petites quantités de céréales, de légumineuses ou d'œufs devront également être rajoutées aux aliments basiques pour équilibrer les menus et varier la ration alimentaire. Les quantités consommées seront cependant adaptées aux capacités métaboliques de chacun. Elles seront modérées et espacées dans le temps (jamais à deux repas le même jour, mais plutôt tous les deux repas ou tous les deux jours).
L'apport de protéines, malgré leur caractère acidifiant, est indispensable dans *tous* les cas, car la trame des tissus dans lesquels les minéraux viendront se fixer est faite de protéines. La plus ou moins bonne possibilité pour eux de se fixer dépend donc de cet apport de protéines. A trop vouloir faire, on peut passer de la

déminéralisation à la dénutrition.

Le processus est différent lorsque les troubles ne nécessitent pas une *suppression* totale, mais seulement une *restriction* plus ou moins sévère des acides. Dans un premier temps, on établit un inventaire de tous les aliments et boissons consommés au cours d'une journée. Ces aliments sont groupés par repas: 7h, 10h, 12h, 16h, 19h. Ce menu type est complété en fonction des variations qui peuvent apparaître au cours de la semaine ou du week-end. On établit ainsi le menu standard suivi par la personne en question.

Etablir un menu standard n'est pas difficile car la majorité des gens mangent toujours les mêmes genres de repas. Le repas de midi, par exemple, est pratiquement toujours composé d'une protéine, d'un farineux et de légumes. Les variations se trouvent au niveau du genre de farineux (pommes-de-terre, riz ou pâtes) ou de protéines (viande, poisson, fromage), ou encore de la présence ou non de crudités, de desserts, etc.

Une fois le menu standard établi, on souligne tous les aliments acides et producteurs d'acides qui y figurent. Il ne reste plus qu'à soit *diminuer la quantité* consommée de ces aliments, soit à *espacer la fréquence* avec laquelle ils sont consommés. Ils sont alors remplacés par des aliments basiques.

Ci-dessous un exemple de menu standard. En fin de volume (annexe E) se trouve un tableau de remplacement des aliments acides ou acidifiants par des aliments basiques.

**Exemple de menu standard**

Les aliments soulignés sont acides ou acidifiants. Leur consommation est à diminuer, à espacer ou a supprimer.

*Petit déjeuner:*
- un jus d'orange ou un fruit frais
- pain noir, beurre et confiture
- café avec deux sucres

*10 heures:*
- thé noir ou tisane ou lait au chocolat
- croissant ou fruits secs ou amandes

*Déjeuner:*
- salade verte ou crudités (carotte, tomate, concombre, etc.) sauce: huile, vinaigre, moutarde, herbes
- une protéine: fromage ou œuf ou viande ou poisson
- un farineux: pommes-de-terre ou riz ou pâtes
- légumes cuits: courgette, céleri, fenouil, etc.
- dessert: salade de fruits ou tarte aux fruits ou flan au sirop de caramel
- boisson: eau ou vin ou jus de fruits ou sirop
- café

*16 heures:*
- biscuits ou biscottes complètes ou pain noir + beurre + miel ou fruits ou une pâtisserie
- tisane ou thé noir

*Souper:*
- soupe aux légumes + fromage ou pommes-de-terre + fromage ou pâtes à la sauce tomate ou bircher ou salami + pain blanc

*19 heures à 23 heures:*
- limonades industrielles ou bonbons ou biscuits

Pour résumer, la correction du terrain par la réforme alimentaire se fait de la manière suivante:

a) les aliments alcalins forment la base de l'alimentation
b) les aliments producteurs d'acides sont rajoutés en quantités mesurées, adaptées aux
capacités de chacun
c) les aliments acides sont plus ou moins supprimés, suivant l'ampleur des troubles
d) ne jamais supprimer l'apport protéinique qui est indispensable

Ne pas oublier de tenir compte des facteurs suivants:

- les quantités consommées
- la fréquence des apports
- l'heure de la consommation
- l'équilibre des apports

## Exemples de menu alcalins

### Menu alcalin stricte

*Petit déjeuner:*

- boisson chaude: infusion ou café diététique nature ou avec un peu de lait
- séré ou fromage blanc + 2 cuillerées à café d'huile 1ère pression à froid (lin, germe de blé, tournesol, ...) + 1 banane mûre écrasée ou sucre de canne complet + amandes + 2 cuillerées à café de céréales fraîchement moulues (au choix: épautre, seigle, sarrasin) ou 2 cuillerées à café de germes de blé

*10 heures:*

- au choix: amandes, banane
- eau ou tisane ou café diététique

*Déjeuner:*

- salade verte et/ou crudités (pas de tomate), sauce: huile 1ère pression à froid, jus de légume, séré, moutarde, levure de bière alimentaire, persil, etc.
- légumes cuits: carotte, fenouil, laitue, ...
  - \+
    - soit: pommes-de-terre et fromage blanc ou séré (additionné d'herbes et de condiments)
    - soit: châtaignes et fromage blanc ou séré
    - soit: maïs (graines ou polenta)
    - soit: pommes-de-terre et œuf à la coque (ou seulement le jaune)
- si dessert: banane écrasée et séré ou banane et amandes ou séré
- eau ou tisane ou café diététique

*16 heures:*

- eau ou tisane ou café diététique
- au choix: une sorte de fruit sec: datte, figue, etc.

*Souper:*

- soit: une des variantes indiquées au déjeuner
- soit: soupe aux légumes (pommes-de-terre comprises) et fromage blanc et biscottes complètes
- soit: salade verte et/ou crudités et fromage blanc et biscottes complètes

## Menu alcalin large

Le menu alcalin large comprend les possibilités du menu stricte ainsi que les variantes supplémentaires suivantes:

*Petit déjeuner:*

- boisson chaude + avec sucre de canne complet (mais peu)
- pain complet ou noir (sans levain) + un peu de beurre ou de margarine végétale non hydrogénée
- au choix: concentré de poires ou de dattes ou fromage blanc ou séré (additionné d'herbes et d'aromates)

*10 heures:*

- fruits secs: dattes, figues, etc.

*Déjeuner:*

(avec salade verte et/ou crudités et légumes cuits)
- au choix:
    - soit pâtes complètes et fromage râpé (pas de sauce tomate)
    - soit tofu

ou <u>plus rarement</u>:
- soit une céréale: riz, blé, orge,... (pas de millet) + fromage râpé ou sauce soja
- soit une viande blanche
- soit du poisson

*16 heures:*

- un fruit doux et très mûr: melon, poire, etc.

*Souper:*

– soit pommes-de-terre et fromage à pâte dure ou molle
– soit légumes cuits et fromage et biscottes ou pain noir
– soit salade et/ou crudité et fromage et biscottes ou pain noir
– soit légumes cuits ou crus avec un œuf

*L'élimination des acides accumulés dans le corps*

Le corps élimine difficilement les substances sous forme acide. Tous les moyens favorisant la neutralisation ou la transformation des acides sont donc bienvenus. Parmi ces différents moyens, il faut compter l'oxygénation des tissus, l'apport thérapeutique de mélanges de bases et le drainage des acides par les reins et la peau.

## L'oxygénation des tissus

Beaucoup de substances restent acides dans le corps, faute d'oxygène pour les brûler. L'oxydation des acides et leur transformation en substances éliminables nécessitent en effet la présence d'oxygène jusqu'au *niveau cellulaire*.
Une vie sédentaire ne sollicite pas assez le système respiratoire pour que l'oxygène inhalé puisse manifester ses effets bénéfiques jusqu'en profondeur. Pour atteindre ce but, une activité physique soutenue (mais pas de surmenage physique) est indispensable. Lorsque nous sollicitons plus activement notre corps, celui-ci doit augmenter les apports d'oxygène et la vitesse de circulation du sang pour que tous les muscles et organes soient correctement ravitaillés. Cette accélération générale du métabolisme favorise alors tous les échanges. L'augmentation du rythme respiratoire et des quantités d'oxygène inspirées met à

disposition des cellules un volume beaucoup plus important d'oxygène qu'habituellement. De plus, l'accélération de la circulation sanguine favorise le transport de l'oxygène dans les tissus.
L'oxydation des acides ne sera réelle et efficace que si l'activité physique dure un certain temps. Quelques minutes d'hyperventilation n'apportent pas les mêmes bénéfices qu'une heure de marche, de tennis ou de tout autre sport ou activité physique.
La régularité de l'oxygénation est aussi importante. Une promenade quotidienne est plus favorable qu'un après-midi par semaine de sport intensif, bien que l'un n'empêche pas l'autre.
L'idéal est de désédentariser sa vie, c'est-à-dire d'intégrer l'exercice physique dans sa vie de tous les jours, plutôt que de le rajouter à sa vie. Cela est possible en se déplaçant plus à pied ou à vélo, en montant les escaliers à pied plutôt qu'en ascenseur, en se distrayant dans la nature plutôt que devant la télévision, etc.

A force de vanter les bienfaits de l'activité physique et d'une bonne oxygénation, on finit par ne plus y prêter attention, d'autant plus que le procédé ne semble pas suffisamment sophistiqué et qu'il ne coûte rien. Mais que l'on se souvienne des bienfaits déjà mentionnés qui résultent d'une seule marche en forêt et qui se traduisent par le passage du pH urinaire de 5 à 7.

## Les mélanges de bases minérales

Un autre moyen permettant de neutraliser les acides consiste à compléter l'alimentation par la prise de mélanges de minéraux basiques (citrates alcalins).
Une fois ces derniers (calcium, magnésium, sodium, potassium, etc.) utilisés par le corps comme substances tampon découverts,

il était évidemment tentant de les associer en un complément alimentaire destiné à aider le corps à lutter contre l'acidité.

Sur le marché, il existe actuellement de nombreuses préparations disponibles sous forme de poudres ou de comprimés * qui peuvent être prises aux repas, avec un peu d'eau. Ces préparations sont d'une aide inestimable car, par leur apport abondant et régulier de substances alcalines, de nombreux acides sont neutralisés et leur élimination favorisée. Ceci se manifestera par une évacuation accrue par les reins, par l'atténuation des symptômes de déminéralisation et, finalement, par leur disparition progressive.

*Pour beaucoup de gens souffrant de l'acidité, la prise de préparations alcalines est indispensable pour obtenir la guérison.* Leurs capacités de transformer des acides sont si faibles que, même s'ils pouvaient faire face aux apports d'acides alimentaires grâce à des restrictions draconiennes, ils n'arriveraient tout de même pas à neutraliser les acides déjà présents dans le corps, et encore moins à se reminéraliser. L'apport des bases par les aliments étant insuffisante, la prise de préparations basiques s'avère une aide des plus précieuses pour eux. L'apport quotidien de bases, associé aux autres mesures exposées dans ce chapitre, permet alors de retrouver la santé. Le traitement peut s'étendre sur des mois, mais avec la persévérance, le terrain se désacidifie peu à peu et la reminéralisation s'effectue graduellement.

Le dosage de ces préparations se fait d'après les indications du fabricant: doses fortes dans les cas graves, doses plus faibles pour les cas moins sévères. Une dose supplémentaire peut

---

* Alcagène de Alvie, Alkala, Basin, Basinette, Erbasit, Mélange de bases Flügge, Nimbasit, Rebasit, Mélange de sels nutritifs Somona. Pour plus de détails sur ces préparations, voir annexe I.

s'avérer nécessaire en cas «d'accident de parcours», comme par exemple une surconsommation exceptionnelle d'aliments riches en acides (fruits, tomates, sucreries, viandes, etc.).
Un moyen plus précis de doser les apports de bases minérales consiste à augmenter les doses – tout en restant dans les posologies indiquées – jusqu'à ce que le pH urinaire remonte et se stabilise à environ 7 – 7,5, son pH normal (cf chapitre 5). La dose de bases est donc augmentée dans les périodes de plus forte acidification et diminuée lorsque le pH s'élève trop, ce qui arrive lorsque le régime et le mode de vie sont mieux réglés ou que les capacités métaboliques s'améliorent. En effet, ces dernières ne restent pas toujours identiques, mais se modifient dans le temps. Pour une personne atteinte d'une forte déficience métabolique à l'égard des acides, la prise de préparations basiques doit se poursuivre tout au long de son existence et devient partie intégrante de son mode de vie. Pour les autres, elle ne se pratique que jusqu'à la guérison et peut être renouvelée sous forme de cures chaque fois que cela s'avère nécessaire, ou encore, à titre préventif, en cures annuelles.
L'action de ces préparations est double: d'une part, elles neutralisent les acides et d'autre part, elles favorisent la reminéralisation. Ce point est important, il sera donc repris dans le chapitre «reminéralisation».

## Le drainage des acides *

Les émonctoires ou «portes de sortie» des acides sont les reins et la peau.

---

* Lire aussi du même auteur «Manuel de détoxication – Santé et vitalité par l'élimination des toxines», Editions Jouvence, 1990

**a) Les reins**

La stimulation du travail rénal se fait le plus facilement à l'aide de plantes médicinales diurétiques, comme la dent-de-lion, l'artichaut, les queues de cerises, l'aubier de tilleul, la busserole, la bruyère, l'ortie, la piloselle, le frêne, la vergerette du Canada, etc.

Ces plantes sont prises au choix du malade, sous forme d'infusions ou de décoctions (queues de cerise, ortie, aubier de tilleul, ...), de teinture-mère (piloselle, vergerette du Canada, dent-de-lion, artichaut, ...), de comprimés (frêne, bruyère, busserole, ...), ou de jus (ortie, dent-de-lion, artichaut, ...).

Quelle que soit la forme choisie, il faut prêter la plus grande attention au dosage. La dose ingérée est le plus souvent trop réduite, la cure trop courte et les effets bénéfiques ne peuvent se faire sentir.

La prise d'un diurétique doit amener une modification nette de l'élimination de l'urine: le volume et la fréquence des mictions augmentent, l'urine prend une couleur plus foncée et son odeur s'accentue.

Si les éliminations d'urines ne se modifient pas dans ce sens, il faut augmenter progressivement la dose prise. Si par ce moyen aucun résultat n'est obtenu, il faut changer de plante. Les plantes diurétiques ne sont pas uniformément efficaces pour tout le monde.

*La durée de la cure est déterminée par le résultat à obtenir. On ne peut évidemment pas espérer éliminer en quelques semaines tous les acides accumulés depuis des années.* La prise de plantes diurétiques doit s'étaler sur des mois, entrecoupée d'une semaine ou deux de repos selon les besoins.

Une consommation généreuse de liquides favorise aussi les

éliminations, car les acides disposent ainsi d'un abondant support pour être évacués. Pour être certain que le volume de liquides à disposition pour l'élimination est toujours suffisant, on absorbe du liquide après chaque miction et, dans la mesure du possible, en quantités équivalentes ou supérieures à celles qui viennent d'être excrétées. Ainsi, la quantité de liquides présente dans le corps oblige les reins à travailler.

## Plantes médicinales pour le drainage des acides par les reins

Infusion: boisson obtenue en soumettant une plante quelques minutes à l'action de l'eau chaude.

*Cassis*

Les feuilles sont diurétiques et donnent une boisson très agréable:

- Une poignée (40 g) de feuilles pour un litre d'eau, ou une cuillerée à soupe pour une tasse.

Infusion 10 minutes. 3 tasses au moins par jour, avant ou entre les repas.

*Artichaut*

Les feuilles et non les bractées de la fleur que l'on mange ont une bonne action diurétique. Elles stimulent en outre le travail du foie. Boisson amère.

- 10 g de feuilles pour un litre d'eau ou 1 cuillerée à café pour une tasse.

Infusion 10 minutes. 3 tasses par jour avant les repas.

Décoction: boisson obtenue en faisant bouillir une plante dans de l'eau, le couvercle de la casserole fermé.

*Queues de cerises*

Les pédoncules ou queues sont utilisés pour leur action diurétique. Garder les queues des cerises lorsqu'on les mange et les faire sécher. Boisson rafraîchissante.
– Une poignée pour un litre d'eau
Bouillir 10 minutes. 3 tasses par jour au moins.

*Aubier de tilleul*

Excellent draineur des acides, il est recommandé pour tous les rhumatismes. Il dissout aussi les calculs.
– 40 g d'écorce pour un litre d'eau
Laisser bouillir jusqu'à réduction d'un quart de litre. Boire dans la journée. Cure de 20 jours par mois, à répéter.

<u>Teinture-mère</u> (gouttes): liquide obtenu par la dissolution des principes actifs de la plante dans un support d'alcool

*Pilosella (teinture-mère)*

Excellent diurétique et désinfectant des voies urinaires.
– 3 x 30 à 50 gouttes par jour, avec un peu d'eau, avant les repas.

*Busserole ou raison d'ours (teinture-mère)*

Diurétique très connu pour son action désinfectante sur les voies urinaires.
– 3 x 20 à 40 gouttes par jour, avec un peu d'eau, avant les repas.

<u>Comprimés</u>: les plantes médicinales sont séchées, réduites en poudre et pressées en comprimés.

*Chiendent*

Excellente plante de nettoyage. En raison de son goût, il est préférable de l'utiliser en comprimés.

– 1 à 3 comprimés, trois fois par jour, avec un peu d'eau, avant les repas.

*Frêne*

Bon éliminateur des acides. Ingéré à forte dose, il a un effet purgatif.
– 1 à 2 comprimés, trois fois par jour, avec de l'eau.

Tisane: mélange de plantes. Se prépare comme une infusion.

| | | |
|---|---|---|
| – Solidago | 40 g | |
| – Frêne | 30 g | 1 à 2 cuillerées à soupe par tasse. |
| – Pariétaire | 30 g | Infusion 10 minutes, |
| | | 3 tasses par jour. |
| – Cassis | 25 g | |
| – Orthosiphon | 25 g | |
| – Queues de cerises | 50 g | |
| – Chiendent | 30 g | 1 à 2 cuillerées à soupe par tasse. |
| – Chardon Roland | 20 g | Bouillir 2 minutes et infuser |
| | | 10 minutes. |
| – Sureau | 40 g | Boire 3 tasses par jour. |
| – Réglisse | 20 g | |
| – Stigmate de maïs | 20 g | |

*Cure aux baies de genévrier*

Les baies de genévrier ont une très bonne action diurétique et dépurative.

*Cure de 22 jours, à répéter*

Mâcher les baies sèches comme des bonbons.
1er jour: 5 baies, 2e jour: 6 baies, jusqu'au 11e jour: 15 baies.
Puis tous les jours une baie en moins, jusqu'au 22e jour.

A trop forte dose, les baies sont irritantes et contre-indiquées lors de troubles inflammatoires des reins.
En outre, il existe dans le commerce de nombreux mélanges de plantes diurétiques disponibles en tisanes, teinture-mère, comprimé, etc. Ces préparations sont généralement très efficaces et on les utilisera avec profit.

**b) La peau**

Les sudations les plus efficaces sont obtenues par l'exercice physique, non seulement par l'augmentation de la chaleur corporelle qui déclenche de fortes sudations, mais par le brassage sanguin qui résulte du mouvement. Les déchets, donc aussi les acides, sont extraits des profondeurs tissulaires et conduits vers les émonctoires. La sueur est ainsi beaucoup plus chargée en déchets que lorsque des procédés plus passifs, comme le bain chaud et le sauna, sont employés.
Cependant, les bains chauds et, dans une moindre mesure le sauna, présentent l'avantage d'être à la portée de personnes ne pouvant se livrer à une activité sportive. Vu l'efficacité des bains chauds, ou bains hyperthermiques, pour rééduquer la peau à transpirer et ainsi à éliminer les acides, nous allons exposer de manière détaillée la pratique de ces bains. Il s'agit d'un extrait de mon précédent ouvrage «Manuel de détoxication – Santé et vitalité par l'élimination des toxines», paru aux Editions Jouvence (pages 148 – 153):

*Le bain hyperthermique*

Le bain hyperthermique est, avec le jeûne, un des procédés thérapeutiques les plus efficaces pour désincruster les déchets profonds et pour drainer les toxines acides ou non qui saturent le terrain organique. A la portée de tous, il est facile à pratiquer.

*Procédé*

On entre dans le bain à 37° C environ. La température est ensuite augmentée progressivement en rajoutant de l'eau chaude jusqu'à atteindre le seuil de tolérance, c'est-à-dire juste avant que la sensation de chaleur ne devienne trop vive. Bien que très chaud, le bain doit être bien supporté; on doit s'y sentir à l'aise. On ne doit pas chercher à atteindre la température la plus élevée possible, mais on doit trouver celle qui permette au bain de durer un bon quart d'heure. Selon la résistance individuelle, la température du bain variera entre 39 et 42° C ou plus.

Le but du bain hyperthermique est d'apporter beaucoup de chaleur à l'organisme. Si les températures élevées sont mal supportées, on peut se rattraper en restant plus longtemps dans la baignoire.

Il est impératif que l'organisme s'habitue au bain hyperthermique et on n'hésitera pas à augmenter la température et la durée des bains que très progressivement, sur plusieurs semaines, avant d'atteindre son maximum personnel. Par mesure de précaution et pour éviter la congestion de la tête, on peut mettre une lavette froide sur le front.

Il ne faut pas entrer brusquement dans l'eau très chaude, même quand elle est bien supportée. En effet, l'organisme se défend face à cette soudaine agression thermique en fermant les pores. Ceux-ci ne s'ouvriront alors que lentement et les bons effets qu'on pouvait espérer sont en grande partie annihilés.

Lorsque le bain est terminé, on sort doucement de l'eau et on s'étend une demi-heure, emmailloté dans un linge éponge et une couverture. Ce repos permet à l'organisme d'achever sa sudation et de retrouver son équilibre.

Suivant sa vitalité, on peut prendre un bain tous les jours pendant 2 ou 3 semaines, ou tous les deux jours pendant plusieurs mois. Le bain se prend généralement le soir, car il détend bien l'organisme et favorise le sommeil.

*Mode d'action*

Lorsque le corps baigne dans l'eau chaude, il accumule rapidement de la chaleur. On peut facilement vérifier l'augmentation de la température corporelle un thermomètre dans la bouche. Le bain hyperthermique crée une *fièvre artificielle* et a donc les mêmes propriétés que la fièvre naturelle.

La fièvre, rappelons-le, est un moyen de défense qu'emploie l'organisme pour intensifier les métabolismes et accélérer les échanges afin de brûler les déchets qui saturent le terrain organique. La fièvre est donc une réaction de défense bienfaisante qui permet à l'organisme de normaliser rapidement le milieu humoral. Si elle n'existait pas, le corps se saturerait irrémédiablement de déchets et n'aurait jamais la possibilité de faire une bonne crise de nettoyage pour «rattraper son retard».

Par une cure de bain hyperthermique, on devance les échéances morbides en corrigeant le terrain avant l'heure du règlement de comptes: les maladies!

Pendant la fièvre, lorsque les combustions s'intensifient, les déchets (acides y compris) qui se trouvent un peu partout dans l'organisme sont dégradés pour fournir des matériaux énergétiques: il y a donc combustion des toxines non-circulantes incrustées en profondeur.

L'inconvénient des toxines incrustées n'est pas seulement d'être logées en profondeur, mais souvent aussi d'être trop grosses pour être éliminées par les voies normales. Le feu de la fièvre dégrade ces grosses toxines en particules plus fines et permet ainsi leur évacuation.

Bien sûr, l'organisme se sent agressé par la chaleur de l'eau et son équilibre thermique est menacé. Il va alors réagir et se défendre de trois manières différentes qui sont autant de moyens pour désincruster et éliminer les déchets:

a) *Les vaisseaux se dilatent*, car l'organisme essaie de s'ouvrir au maximum vers l'extérieur pour retenir le moins de chaleur possible. Cette dilatation des vaisseaux a surtout lieu au niveau des capillaires dont l'importance est capitale pour l'irrigation en profondeur des tissus organiques.

   Lorsque les capillaires se dilatent, la surface d'échange entre les tissus cellulaires et la circulation sanguine augmente et permet une meilleures désassimilation et élimination des toxines en provenance des cellules. Lorsque les capillaires sont contraints de se dilater, la circulation peut être rétablie dans des régions mal irriguées, qui étaient devenues des marécages ou des déserts tissulaires à cause de l'encombrement des toxines et du mauvais fonctionnement capillaire.

   Des capillaires fermés, spasmés, encombrés, sont comme des barrages sur le chemin de sortie des toxines profondes. Le bain hyperthermique dilate les capillaires et ouvre une porte de sortie aux toxines incrustées non-circulantes. Ces dernières montent des plans profonds, entrent dans le courant sanguin et de là, gagnent un émonctoire par lequel elles seront expulsées. Les capillaires sont ainsi obligés à faire une véritable gymnastique de rééducation. La pratique régulière du bain améliore considérablement les possibilités fonctionnelles des capillaires avec toutes les conséquences heureuses qui en découlent.

2) *La circulation sanguine s'accélère* pour empêcher que le sang reste trop longtemps en contact avec la source de chaleur et pour refroidir les tissus surchauffés en apportant du sang frais. Le sang, en augmentant sa vitesse de circulation, balaye les

déchets déposés sur les paroisdes vaisseaux et les achemine vers les émonctoires pour être filtrés. De plus, l'accélération du sang entraîne l'accélération de la circulation lymphatique qui, vu la lenteur de son rythme, ne permet qu'une lente élimination des toxines.

3) *La peau transpire* pour permettre une déperdition de chaleur par évaporation de la sueur. Cette sudation a déjà commencé dans le bain, mais elle persiste encore quelques dizaines de minutes au-delà. A sa faveur, de nombreux acides sont éliminés.

*Remarques*

En négligeant la nécessaire progression dans les applications, on peut déclencher un départ massif de toxines profondes (crises de nettoyage). Celles-ci, en remontant brusquement à la surface au niveau du sang, et en s'ajoutant aux toxines circulantes, peuvent dépasser complètement la capacité d'élimination des émonctoires. Des troubles très désagréables tels que des maux de tête et des nausées peuvent en résulter. On peut les éviter en avançant progressivement et en drainant les toxines circulantes avant de faire une cure intensive de bains hyperthermiques.
*Le bain hyperthermique agit avant tout par apport de chaleur*, mais on peut profiter de ce que les pores soient bien ouverts pour ajouter des préparations de plantes médicinales dans l'eau.
Des tisanes sudorifiques peuvent être bues avant et après le bain.
Pendant le bain, des frictions peuvent aussi intensifier le travail de la peau.

Les *critiques* suivantes ont été émises contre ce bain:

– il serait mauvais pour le cœur! Il est vrai que pendant le bain, le cœur est obligé de fournir un travail plus intense. Mais le cœur est un muscle et comme tous les autres, il supporte des efforts plus conséquents s'il est entraîné progressivement;

- il entraînerait une perte de la tonicité des tissus (vergetures, chute de poitrine, etc.)! Certaines personnes sont certainement prédisposées à ce genre de problème. Elles devront terminer le bain ou la séance de repos après le bain par une douche froide qui retonifiera les tissus. De plus, elles devraient ne jamais exagérer dans la durée et la fréquence des bains;
- Il serait mauvais pour les varices! En théorie non, bien au contraire: en favorisant la circulation, elles devraient s'estomper. Mais en pratique, ce n'est pas toujours le cas. On peut alors essayer de prendre le bain les jambes hors de l'eau, et se doucher les jambes à l'eau très froide en sortant du bain. De plus, il ne faut surtout pas rester debout après le bain, pour éviter que le sang ne descende dans les jambes. On restera donc couché, les jambes surélevées. Si, malgré ces précautions, les varices se dilatent, il faut renoncer au bain hyperthermique et se tourner vers d'autres procédés.

### *Plantes médicinales et élimination des acides par la peau*

L'élimination des acides par la peau se fait par les glandes sudoripares. Une accélération du travail de ces glandes par des plantes médicinales est possible. Ces plantes sont dites sudorifiques car elles augmentent la sudation, c'est-à-dire la sécrétion de sueur. Bien sûr, cette dernière ne sera visible que lorsque le corps a des raisons de transpirer, en cas de chaleur ou d'effort physique.

Néanmoins, la prise régulière de sudorifiques aide les pores «bouchés» à se nettoyer et à travailler plus activement.

Les préparations se prennent trois fois par jour, bien chaudes, s'il s'agit de boissons. L'effet des bains hyperthermiques, des séances de sudation par le sauna, l'exercice physique ou tout autre procédé est renforcé si l'on prend avant et après la séance une ou deux tasses d'infusion bien chaude de plantes sudorifiques.

*Exemples de plantes médicinales sudorifiques*

Infusion:

*Sureau*

Les fleurs de sureau sont sudorifiques et diurétiques. Elles donnent une boisson très agréable.

– Une cuillerée à soupe de fleurs par tasse, infusion 10 minutes, 3 tasses par jour.

*Tilleul*

Bien connu de tous, le tilleul est utilisé depuis fort longtemps pour ses vertus sudorifiques et calmantes.

– Une bonne poignée par tasse (15 à 30 g par litre), infuser 10 minutes, 3 tasses ou plus par jour.

Décoction:

*Bardane*

Cette plante est diurétique, cholérétique et laxative. Elle est souvent recommandée dans les maladies de peau.

– 40 g de racines pour 1 litre d'eau, bouillir 10 minutes, 3 tasses par jour.

Teinture-mère:

*Pensée sauvage*

Cette plante est très efficace pour les maladies de peau. En plus de ses vertus sudorifiques, elle est un bon dépuratif général.
– 20 à 50 gouttes avec de l'eau, 3 fois par jour avant les repas.

*Bardane*

– 40 gouttes avec de l'eau, 3 fois par jour avant les repas.

Tisane:

| | | |
|---|---|---|
| – Tilleul | 25 g | |
| – Fleurs de sureau | 30 g | 1 cuillerée à soupe par tasse, |
| – Bourrache | 40 g | infusion 10 minutes. |
| – Mélisse | 5 g | |
| – Violette | 5 g | |

| | | |
|---|---|---|
| – Reine-des-prés | 20 g | |
| – Fleurs de prunellier | 20 g | 1 cuillerée à soupe par tasse, |
| – Camomille | 30 g | infusion 10 minutes. |
| – Pensée sauvage | 30 g | |
| – Primevère | 20 g | |

*Pour résumer:*

L'élimination des acides accumulés dans le corps est favorisée par:

> *1) Une oxygénation profonde et régulière par l'activité physique*
> *2) La prise de minéraux basiques comme complément alimentaire*
> *3) Le drainage des acides par les reins et la peau*

## La reminéralisation de l'organisme

Chez les acidifiés, la déminéralisation n'est pas due à un apport insuffisant de minéraux par l'alimentation, mais par le pillage des minéraux organiques utilisés pour neutraliser les acides excédentaires. Pour qu'une personne acidifiée puisse se reminéraliser, il faut en premier lieu que le pillage des réserves minérales cesse. Ce résultat sera obtenu en contrôlant les apports d'acides et en neutralisant et éliminant ceux qui se trouvent déjà dans le corps.

Cependant, cette mesure n'est pas suffisante en soi, car si le pillage a cessé, le remplacement des minéraux disparus n'est pas encore réalisé. La déminéralisation des tissus est parfois si profonde que les apports de minéraux par l'alimentation ne sont pas suffisants. La grande partie des bases alimentaires sont utilisées pour neutraliser les acides excédentaires et les petites quantités restantes seulement peuvent être utilisées pour combler les carences. Des petites améliorations de l'état général sont certes possibles ainsi, mais pas une reminéralisation en profondeur de l'organisme.

Pour que le corps puisse se reconstruire correctement, des minéraux doivent lui être amenés en plus de ceux apportés par les aliments. Ces minéraux doivent être facilement assimilables et, puisqu'il s'agit de personnes sensibles aux acides, il faudra préférer les *préparations minérales basiques* contenant principalement des minéraux basiques. Ceci nous ramène aux préparations de bases minérales exposées au préalable (p. 96).

Celles-ci contiennent des minéraux facilement utilisables par le corps. Il n'en va pas de même des préparations à base de silice ou de phosphore. Ces minéraux sont acides et leur caractère acide doit être «vaincu» par le corps, ce que justement les personnes métaboliquement déficientes à l'égard des acides n'arrivent pas à faire.

Les préparations riches en acide silique, telles la poudre de roche (terre de silice) et les plantes, notamment la prêle ou le millet, connues pour leur richesse en silice, sont à considérer comme aliments acides. Elles sont reminéralisantes pour les personnes capables de les métaboliser, mais acidifiantes et donc déminéralisantes pour celles sensibles aux acides. Ceci ne signifie pas que ces dernières n'ont pas besoin de silice car ce minéral est important pour tout le monde. Pour de tels cas, l'apport de silice ne doit pas se faire sous une forme concentrée ou isolée.

La reminéralisation des tissus se fera donc par les minéraux apportés par les aliments et par ceux contenus dans les préparations minérales. Toutefois, si des *apports adéquats* sont fondamentaux, encore faut-il que le corps les fixe correctement dans les tissus. Ce processus de fixation des minéraux est favorisé par quatre facteurs.

## Facteurs favorisant la fixation des minéraux

### *a) Apport adéquat de protéines*

Les minéraux se fixent dans les tissus organiques comme des poissons pris dans les mailles d'un filet. Il s'agit d'une image, mais elle permet d'illustrer le processus car la trame des tissus organiques est construite avec des protéines. D'une carence en protéines résulte une mauvaise trame et, pour poursuivre avec l'image, on est ensuite contraint d'attraper des poissons (minéraux) avec un filet troué (mauvaise trame protéique).

Le corps ne fixant qu'une quantité déterminée de protéines par kilo de poids corporel, la suralimentation en protéines est non seulement inutile, mais aussi néfaste car elle conduit à l'acidification. L'apport quantitatif de protéines doit être réglé sur les besoins corporels et se composer de protéines complètes, c'est-à-dire celles qui contiennent tous les acides aminés essentiels. De nos jours, la carence protéique résulte rarement d'un apport quantitativement insuffisant, mais bien d'un apport qualitativement déficient.

Les protéines végétales ne contenant rarement tous les acides aminés essentiels en quantités suffisantes, l'apport protéiné doit être assuré par des protéines animales. Parmi celles-ci, on donnera la préférence aux produits laitiers ou aux œufs plutôt qu'aux chairs animales. Les produits laitiers contiennent non seulement les protéines indispensables au corps, mais sont, de manière générale, moins acidifiants que la viande et aussi beaucoup plus riches en minéraux. La viande est extrêmement pauvre en minéraux et, de plus, ne contient pas de vitamine D.

*b) La vitamine D*

La vitamine D est bien connue pour son action bénéfique et indispensable pour la fixation du calcium dans le squelette. Un apport de vitamine D pourra, dans certains cas, être utile pour la reminéralisation de l'organisme. Elle se trouve principalement dans l'huile de foie de poisson (morue, flétan, thon), dans le hareng, la sardine à l'huile, l'œuf, le fromage et le beurre. Les magasins spécialisés vendent des comprimés d'huile de foie de flétan.

La vitamine D est l'une des seules que le corps peut synthétiser lui-même, grâce à l'action du soleil sur la peau.

*c) Un ensoleillement suffisant*

L'action des rayons ultra-violets du soleil sur un dérivé du cholestérol, contenu dans les couches profondes de la peau, produit de la vitamine D. Dans les régions ensoleillées, cette source de vitamine D est de loin plus importante que celle provenant de l'apport alimentaire. Dans les régions polaires, l'apport de cette vitamine se fait principalement par les aliments. Un ensoleillement raisonnable et régulier de la peau contribue donc aussi au processus de reminéralisation.

*d) L'exercice physique*

Empiriquement, il a été constaté que la reminéralisation est favorisée par l'activité physique. Il suffit de comparer les tissus fermes et denses de l'ouvrier aux tissus mous et peu toniques du sédentaire.
Cette meilleure minéralisation des personnes physiquement actives s'explique par les échanges cellulaires accrus qui résultent de l'augmentation de la vitesse circulatoire provoquée par l'exercice.

*En résumé, la reminéralisation de l'organisme se fait par:*

- *l'alimentation*
- *la prise de compléments basiques*

*Elle est favorisée par:*

- *un apport adéquat de protéines*
- *la vitamine D*
- *l'ensoleillement*
- *l'activité physique*

# Annexes

## Annexe A
## Liste des troubles résultant de l'acidification du terrain

(voir aussi chapitre 4, page 43 et suivantes)

Dans la liste qui va suivre, les manifestations pathologiques résultant d'un terrain acide sont classées par organe ou partie du corps. Précisons cependant que les troubles mentionnés ne sont pas exclusivement dus à l'acidification du terrain. Un même trouble de santé peut avoir des causes diverses. Ainsi, le saignement des gencives peut être le résultat soit d'une carence en vitamine C, soit d'une mauvaise hygiène buccale, soit encore d'une détérioration des gencives par … les acides.
*Généralement, une personne sujette à une insuffisance métabolique à l'égard des acides souffrira de plusieurs de ces troubles qui seront apparus simultanément ou successivement dans le temps.*

### Etat général

Manque d'énergie – sensation constante de fatigue – perte du tonus physique et psychique – diminution de l'activité – apparition prématurée de la fatigue – difficulté à récupérer après un effort – sensation de lourdeur des membres – fréquents «coups de pompe» – défaillance énergétique subite après la consommation d'aliments acides.
Abaissement de la température corporelle – sensation de froid intérieur intense et profond – frilosité. Perte du poids spécifique par dégradation calcique des os.

Tendance aux infections par diminution des défenses organiques.

## Etat psychique

Perte de l'entrain, de l'élan et de la joie de vivre. Tristesse – idées noires – tendance dépressive. Irritabilité – extrême sensibilité nerveuse. Nervosité – agitation stérile – hyperémotivité. Sensibilité et tressaillement aux bruits aigus.

## Tête

Grande pâleur (due à la contraction des capillaires) – maux de tête – yeux larmoyants et sensibles – conjonctivite – kératite – blépharite.

## Bouche

Salive acide – déchaussement des dents – gencives enflammées et sensibles – aphtes – fissures aux coins des lèvres – irritation amygdalienne et pharyngée qui conduit à des infections récidivantes de ces muqueuses.

## Dents

Sensibilité et agacement des dents lors de la consommation d'aliments froids, chauds ou acides. Caries dentaires – fissure ou effritement des dents – névralgies dentaires migrantes.
Les acides agressent les dents de l'extérieur (par les aliments acides et la salive acide) et par l'intérieur (sang acide).

## Estomac

Acidité stomacale – renvois acides – spasmes et douleurs stomacales – gastrites – ulcère, …

**Intestins**

Débâcles intestinales libératrices des acides – brûlures rectales – prédisposition aux inflammations des intestins – décoloration des selles par épuisement hépatique.

**Reins – vessie**

Urine acide – irritations et brûlures vésicales et urétrales. Polyurie par irritation rénale – calculs rénaux et vésicaux, …

**Voies respiratoires**

«Goutte au nez» – extrême sensibilité des voies respiratoires au froid – rhumes et bronchites fréquents – sinusite – angine – hypertrophie des amygdales – végétations adénoïdes – tendance allergique – toux et raclement de gorge par irritation.

**Peau**

Sueur acide – peau sèche – peau rouge et irritée dans les régions à forte sudation (aux plis des membres, au niveau de la ceinture, sous le bracelet de la montre ou sous les bagues qui d'ailleurs noircissent) ou autour des ouvertures des émonctoires (yeux, bouche, anus, vulve). Fissures et crevasses entre les doigts et autour des ongles. Mycose – urticaire – démangeaisons – boutons – eczémas divers.

**Ongles**

Les ongles s'amincissent, se dédoublent et se cassent facilement. Striures des ongles. Tâches blanches sur les ongles.

**Muscles**

Crampes et spasmes – tendance à la spasmophilie, au lumbago, au torticolis.

**Système osseux et articulaire**

Déminéralisation du squelette: ostéoporose – ostéomalcie – rachitisme. Tendance aux fractures (col du fémur, ...) et lenteur de leur consolidation. Craquements des articulations – hyperlaxité ligamentaire – blocages vertébraux – rhumatismes – arthroses – arthrites – sciatiques – glissement des vertèbres – hernie discale – etc. Inflammation et sclérose des ligaments. Douleurs articulaires migrantes.

**Système circulatoire**

Hypotension – mauvaise circulation – frilosité. Tendance à l'anémie et aux hémorragies – engelures.

**Glandes endocrines**

Epuisement et hypofonction des glandes en général, sauf de la thyroïde qui a tendance à accélérer.

**Organes génitaux**

Inflammation des voies génitales par les acides et infections (prurit, érythème, métrite, vulvite).

**Système nerveux**

Sensibilité accrue à la douleur en général – névralgie tenace ou migrante – insomnie.

## Annexe B
## Liste des aliments acidifiants

(voir aussi chapitre 7, pages 73 et suivantes)

- la viande, la volaille, la charcuterie, les extraits de viande, le poisson
- les œufs
- le fromage (les fromages forts sont plus acides que les doux)
- les produits laitiers riches en petit-lait : yogourt, lait caillé, fromage blanc, kéfir, etc.
- les corps gras animaux
- les huiles végétales, surtout l'arachide et les huiles durcies ou raffinées
- les céréales, complètes ou non : blé, avoine,... surtout le millet
- le pain, les pâtes, les flocons et aliments à base de céréales
- les légumineuses : arachide, soja, haricot blanc, fève...
- le sucre raffiné et blanc
- les sucreries : sirop, pâtisserie, chocolat, bonbon, confiture, fruits confits...
- les fruits oléagineux : noix, noisette, etc. (sauf l'amande)
- le café, le thé, le cacao, le vin
- les boissons industrielles sucrées : limonades et boissons à base de cola

## Annexe C
## Liste des aliments acides

(voir aussi chapitre 7, pages 77 et suivantes)

- le petit-lait vieux de quelques heures (donc yogourt, lait caillé, kéfir, fromage blanc peu égoutté…)
- les fruits pas mûrs (moins les fruits sont mûrs, plus ils sont acides)
- les fruits acides :
  - petits fruits : groseilles, cassis, framboises…
  - agrumes : citrons, pamplemousses, grape-fruits, oranges…
  - certaines variétés de pommes (cloche), de cerises (griotte), de prunes, d'abricots…
- l'excès de fruits doux
- les légumes acides : tomate, rhubarbe, oseille, cresson
- la choucroute
- les jus de fruits, le jus de citron (dans la sauce à salade !)
- le miel
- le vinaigre

## Annexe D
## Liste des aliments basiques ou alcalinisants

(voir aussi chapitre 7, pages 81 et suivantes)

- les pommes-de-terre
- les légumes verts, crus ou cuits: salades, laitue, haricot vert, chou, …
- les légumes colorés: carotte, betterave, … (sauf tomate)
- le maïs (graines ou polenta)
- le lait (liquide ou en poudre), le séré bien égoutté, la crème
- le petit lait frais
- le petit lait en poudre fabriqué à partir de ce petit lait
- les bananes
- les amandes, les noix du Brésil
- les châtaignes
- les fruits secs: modérément (sauf abricot)
- les eaux minérales alcalines
- les boissons à la purée d'amande

## Annexe E
## Tableau de remplacement des aliments acides

(voir aussi chapitre 8, page 88 et suivantes)

Par quoi remplacer les aliments acides ou acidifiants?

| Aliments acides ou acidifiants | Aliments moins acides ou basiques |
|---|---|
| – café | – café diététique de céréales torréfiées |
| – chocolat au lait, thé noir | – boisson maltée, infusion |
| – jus de fruits, eau citronnée, limonades industrielles | – eau, lait, boisson à la purée d'amande, jus de légumes |
| – vin, alcool | – eau ou autre boisson ci-dessus |
| – sucre blanc, roux ou brun | – sucre complet, sirop d'érable |
| – confiture, miel | – concentré de poires ou de dattes, purée d'amande ou préparations salées |
| – chocolat, bonbons, pâtisseries, biscuits | – fruits secs: dattes, raisins, pruneaux, figues, … et amandes |
| – noix, noisettes, pistaches, cacahuètes | – amandes, noix du Brésil |
| – céréales: blé, avoine, millet, pain, flocons | – pommes-de-terre, châtaigne, maïs |
| – légumineuses: fève, haricot blanc | – haricot vert, pommes-de-terre, maïs, châtaigne |

| | |
|---|---|
| – viande, poisson, volaille | – produits laitiers |
| – huile végétale de pression à chaud | – huile végétale 1ère pression à froid |
| – graisses animales pour cuire: beurre,saindoux, suif, … | – huile végétale |
| – bouillon aux extraits d'animaux | – bouillon végétal |
| – petit lait ou aliments riches en petit lait: yogourt, kéfir, lait caillé, fromage blanc peu égoutté | – séré et fromage blanc bien égouttés |
| – fruits acides, petits fruits: fraise, cassis, framboise, …; agrumes: citron, orange, clémentine, pamplemousse | – banane, melon, poire douce, pêche et pomme douces et mûres |
| – légumes acides: tomate, oseille, cresson | – légumes verts ou colorés: carotte, fenouil, céleri, betterave, potiron, courgette, etc. |
| – vinaigre ou jus de citron (sauce à salade) | – jus de légumes |
| – bircher | – séré et fruits doux et mûrs ou secs, amandes, germes de blé (sans flocons) |
| – sauce tomate pour les pâtes | – fromage râpé ou sauce blanche |

## Annexe F
## Consommation des fruits et acidité

(voir aussi chapitre 7, page 77)

Le caractère acidifiant ou non des fruits étant une question très débattue, il nous a semblé utile de reproduire ici un texte écrit par un naturopathe français de longue date, *Robert Masson*, qui expose de manière tout à fait claire la question de l'acidité par rapport aux fruits. Le passage en question est tiré de son ouvrage *«Soignez-vous par la nature – traité de naturopathie pratique»*, éditions Albin Michel, Paris, 1977; pages 161 et suivantes.

Voici résumés vingt ans d'observations sur:

**Le problème des fruits dans l'alimentation**

L'homme, nous le savons, est un frugivore. Les fruits nous apportent: complexes vitaminiques, oligo-éléments, minéraux, diastases, arômes, lévulose et un peu de protéines.
Cependant, et paradoxalement, cet aliment n° 1 de l'homme est celui qui demande le plus d'attention quant à sa consommation. Il est un peu comme un joyau dont la lumière brûlerait les yeux de l'homme fatigué. Je m'explique: en effet, trois facteurs surtout influent sur la quantité de fruits à consommer, à savoir: la vitalité, le climat, l'heure de la consommation.

## LA VITALITÉ

### LOI DE MASSON SUR LA VITALISATION OU LA DÉVITALISATION PAR LES FRUITS:

Selon la vitalité et selon la quantité absorbée, les acides des fruits subissent dans l'organisme deux actions différentes:

***– Vitalité suffisante selon la quantité absorbée:***

Transformation des acides tartriques, malique, citrique, sorbique, lactique, quinique, etc., des fruits en bioxyde de carbone et en eau. Les fruits libérant leurs minéraux, oligo-éléments, vitamines, arômes, diastases, lévulose et autres nutriments, ***il y a vitalisation de l'organisme par les fruits.***

***– Vitalité insuffisante selon la quantité absorbée:***

Les acides citrique, malique, tartrique, lactique, etc. ne peuvent être totalement oxydés en gaz carboniques et en eau. L'organisme «donne» alors ses carbonates de calcium, de magnésium, de sodium, pour neutraliser l'acidité ***non oxydée*** des fruits.
Dans ce cas, ***il y a dévitalisation et déminéralisation de l'organisme par les fruits.***

*Symptômes traduisant cette dévitalisation:*

- peau sèche avec tendances aux crevasses et gerçures,
- muqueuses respiratoires très sensibles, facilement irritées par le froid,
- écoulement nasal et oculaire facilement déclenché par le froid,
- selles décolorées 6 à 24 heures après avoir absorbé un excédent de fruits,

- brûlures en urinant 6 à 24 heures après avoir absorbé un excédent de fruits,
- aphtes ou dépapillation de la langue 6 à 24 heures après une surconsommation de fruits,
- impression désagréable ou douloureuse ressentie dans les dents en mangeant des fruits,
- frilosité, nervosité, insomnie,
- ongles cassants, fragilité osseuse,
- hypotension, dévitalisation générale,
- crampes, spasmes,
- brutale impression de fatigue une heure après avoir mangé de fruits,
- baisse importante du tonus sexuel,
- diminution de la capacité sexuelle,
- fatigabilité chronique,
- etc.

***Il y a schématiquement trois types vitaux:***

- LE SURVITAL qui peut consommer largement des fruits. Cet individu est résistant à l'effort, au froid, à la chaleur.
- LE NORMAL-VITAL qui peut consommer une quantité moyenne de fruits. Cet individu est normalement résistant à l'effort, au froid, à la chaleur.
- LE SOUS-VITAL qui doit consommer peu de fruits. Cet individu est peu résistant à l'effort, au froid, à la chaleur.

## LE CLIMAT

Plus la saison, plus le climat sont chauds, plus la consommation de fruits pourra être importante.

Par 40° C à l'ombre, le ***normal-vital*** peut absorber de 1 à 3 kg de fruits par jour.
Par 10° C au-dessous de zéro, le ***normal-vital*** peut consommer de 30 à 100 g maximum de fruits par jour.
Pourquoi ces différences? Simplement parce que l'organisme neutralise bien les acides malique, tartrique, citrique, quinique, sorbique, lactique des fruits par temps chaud et les neutralise de plus en plus difficilement avec la baisse de température.
Bien sûr, j'ai pris des exemples assez extrêmes pour mieux comprendre le problème.
Retenons, pour simplifier, les idées que les fruits vitalisent l'Africain et dévitalisent l'Esquimau.

## L'HEURE DE LA CONSOMMATION

Contrairement au proverbe arabe: «L'orange est d'or le matin, d'argent à midi et de plomb le soir», on peut dire que, pour la plupart des personnes, plus la journée s'avance, plus les fruits deviennent favorables.
Les fruits le matin, même pris seuls comme le veulent les sheltoniens, peuvent détruire insidieusement la santé de certains.
En effet, le matin, le cœur est plus lent, la circulation est ralentie, les oxydations cellulaires sont moins intenses, les mécanismes neuro-endocriniens sont intermédiaires entre l'état de veille et l'état de sommeil. ***Tout l'organisme vit, si l'on peut dire, au ralenti.***
Par contre, vers dix-sept heures où circulation, oxydations, mécanismes neuro-endocriniens «marchent» parfaitement, les fruits pris seuls et adaptés en quantité selon la vitalité n'offrent pas de nuisance.

En considérant que plus le fruit est acide, plus la nuisance est importante, voici le tableau de la nocivité des fruits le matin selon le type vital:

| | |
|---|---|
| ***– Fruits le matin*** | ***région chaude*** |
| * Survital: | santé |
| * Normal-vital: | santé |
| * Sous-vital: | santé probable mais fatigue possible chez les grands débiles |

| | |
|---|---|
| ***– Fruits le matin*** | ***région tempérée*** |
| * Survital: | santé probable |
| * Normal-vital: | baisse du tonus, baisse de la résistance au froid et à l'effort, diminution de la capacité sexuelle |
| * Sous-vital: | baisse importante du tonus, de la résistance au froid et à l'effort, diminution nette de la sexualité, nervosité, tendances aux crevasses, gerçures, rhumes, bronchites |

| | |
|---|---|
| ***– Fruits le matin*** | ***région froide*** |
| * Survital: | diminution de la résistance au froid et à l'effort, baisse du tonus vital et sexuel, tendances aux catarrhes, bronchites, sinusites, crevasses |
| * Normal-vital: | quasi-disparition de la sexualité, frilosité et nervosité graves, hypotension, prédisposition à la déminéralisation, à la bronchite grave et, à longue échéance, à la tuberculose |

| | |
|---|---|
| * Sous-vital: | disparition de la sexualité, frilosité et nervosité extrêmes, tremblements, crises nerveuses, syncopes possibles, tuberculose à moyenne échéance. |

## Annexe G
## Tableau des purines

(voir aussi chapitre 7, page 75)

Le produit final de la dégradation des purines est l'acide urique, substance acide particulièrement nocive. Le tableau du Dr Möller reproduit ci-contre donne la contenance en purines d'aliments d'origine animale et végétale. Ils sont classés par ordre de toxicité décroissante. Les aliments riches en purines sont ainsi faciles à repérer et à éviter.

Vous constaterez que pratiquement tous les aliments contiennent des purines. Il serait donc erroné de vouloir supprimer l'absorption de tous les aliments mentionnés dans le tableau. Ce qui est important, c'est la plus ou moins grande présence des purines. Les richesses que contiennent les pommes-de-terre, par exemple, peuvent très bien compenser la présence de quelques milligrammes de purines. Par contre, le peu de substances nutritives utiles qui se trouvent dans les aliments cités en tête de liste ne peuvent compenser les désavantages des grandes quantités de purines qu'ils apportent.

## TABLEAU DES PURINES

| ***Aliments carnés*** | | ***Aliments tirés du règne végétal*** | |
|---|---|---|---|
| *100 g de substance fournissent* | *Purines en milligrammes* | *100 g de substance fournissent* | *Purines en milligrammes* |
| *Extrait de viande de Liebig* | *3068* | *Thé* | *2800* |
| *Ris de veau* | *1050* | *Noix de kola* | *2200* |
| Sardines à l'huile | 315 | *Poudre de cacao* | *1880* |
| Morue | 265 | *Café grillé* | *1160* |
| Foie | 244 | *Chocolat* | *620* |
| Rognons | 210 | Lentilles | 142 |
| Bœuf | 155 | Gruau d'avoine | 79 |
| Pigeon | 152 | Pois verts | 71 |
| Truite | 147 | Tablettes Maggi | 64 |
| Sole | 136 | Epinards | 52 |
| Poumons | 136 | Asperges | 50 |
| Dindon | 131 | Haricots blancs | 45 |
| Porc | 108 | Pain noir | 37 |
| Lièvre | 100 | Chou-rave | 29 |
| Veau | 100 | Morilles | 29 |
| Oie | 87 | Choux-fleurs | 21 |
| Poule | 76 | Pain blanc | 21 |
| Jambon | 66 | Radis | 13 |
| Saumon | 63 | Champignons | 13 |
| Homard | 58 | Farine de maïs | 11 |
| Fromage | 58 | Salade | 8 |
| Fromage blanc | 1 | Choux rouges ou verts | 5 |
| Lait de vache | 0,5 | Carottes | 5 |
| | | Pommes-de-terre | 3 |
| | | Haricots verts | traces |

## Annexe H
## Tableau des mesures du pH urinaire

(voir aussi chapitre 5, page 49)

Inscrivez aux endroits adéquats la date et, sitôt après le test, le pH urinaire. Le pH de l'urine du matin est celui de la *deuxième miction.* Pour faciliter l'analyse des résultats, compléter la notation journalière par des remarques sous forme de mot-clé expliquant un fait significatif en relation avec les modifications du pH. Par exemple: sport, grand repas, contrariété dans le travail, jeûne, voyage, médicament, etc.

| Date | | | | | | |
|---|---|---|---|---|---|---|
| Matin | | | | | | |
| Midi | | | | | | |
| Soir | | | | | | |

| Date | | | | | | |
|---|---|---|---|---|---|---|
| Matin | | | | | | |
| Midi | | | | | | |
| Soir | | | | | | |

## Annexe I
## Les mélanges de bases minérales

Les mélanges de bases sont une aide inestimable pour les acidifiés. En quoi réside leur efficacité?
Trois facteurs sont importants poure réussir un mélange de bases: le choix de ses constituants, la forme sous laquelle les constituants se présentent et la proportion de chacun d'eux dans le mélange.

### 1 Le choix des éléments

Pour illustrer notre propos, nous allons donner dans le tableau ci-dessous la composition de deux de ces produits: Nimbasit, le produit initial, sur le marché depuis 25 ans, et sa version légèrement modifiée: Erbasit.

| Nimbasit | Erbasit |
|---|---|
| Citrate de calcium | Citrate de calcium |
| Citrate de potassium | Citrate de potassium |
| Citrate de sodium | Citrate de sodium |
| Citrate de magnésium | Citrate de magnésium |
| Citrate de fer | Citrate de fer |
| Citrate de manganèse | Citrate de manganèse |
| | Acide silicique |
| petit lait | poudre de lactose |
| poudre de fruits | poudre de fruits |
| poudre d'ortie | poudre de sureau, tilleul, fenouil, camomille, souci |

Tous les minéraux choisis sont basiques, excepté l'acide silicique dans l'Erbasit et dont nous parlerons plus loin.

Le calcium est le minéral basique le plus représenté dans l'organisme. Un corps de 70 kg en contient 1568 g. Dans l'ordre dégressif, il est suivi par le potassium (189 g), le sodium (126 g), le magnésium (30 g), le fer (3,6 à 4,5 g). Le manganèse n'est pas un minéral quantitativement important, puisque le corps n'en contient que 10 à 20 mg. Il entre néanmoins dans la composition de ces mélanges parce que, d'une part, il est basique, et d'autre part, qualitativement, il joue un rôle très important en tant que catalyseur. En effet, de très nombreuses réactions enzymatiques dépendent de lui, réactions dont on a vu l'importance dans le maintien de l'équilibre acido-basique.

La présence d'un minéral acide, l'acide silicique (silice) dans l'Erbasit s'explique ainsi. En tant que constituant important des cheveux, des ongles, des dents et du système osseux, la silice est un minéral capital pour tous, y compris – et peut-être spécialement – pour les personnes déminéralisées par acidité. Cependant, son caractère acide présente un problème pour ces gens, dont la sensibilité aux acides est si grande. En effet, la plupart d'entre eux auraient une peine énorme à métaboliser de la silice prise isolément. Toutefois, dans le mélange mentionné ci-dessus, elle est associée à d'autres minéraux, tous basiques. Son caractère acide sera donc facilement neutralisé, d'autant plus que la proportion de silice entrant dans le mélange est très faible (5%). Les personnes sensibles aux acides peuvent ainsi malgré tout bénéficier pleinement de ses propriétés reminéralisantes.

### Autres composants

**Le petit lait**: les vertus éliminatrices du petit lait sont connues depuis l'Antiquité. Le petit lait permet aux toxines d'être éliminées plus facilement, toxines dont font partie les acides. L'action diurétique du petit lait (sous forme de lactose dans Erbasit) favorise le travail des reins, qui est un des organes clés pour l'élimination des acides.

Notons que le petit lait, s'il n'est pas frais, est acide. C'est pourquoi la poudre de lait utilisée dans ces mélanges est faite à partir de petit lait très frais, ce qui lui conserve ses caractéristiques alcalines.

L'Erbasit contient moins de poudre de petit lait que le Nimbasit, il est donc plus concentré en bases.

**Les poudres de plantes**: comme le petit lait, les plantes choisies ont des propriétés dépuratives et surtout diurétiques. Les reins sont ainsi stimulés dans leur travail. L'ortie et le fenouil sont connus pour leur puissante action diurétique; le souci, le sureau, le tilleul et la camomille pour leur action diurétique et sudorifique. L'action sudorifique permet à une partie des acides d'être éliminés avec la sueur. En outre, ces plantes ont également une action stimulante au niveau digestif.

**Les poudres de fruits**: les poudres de fruits purs et naturels agissent, avec les plantes, comme correcteurs de goût.

## 2 La forme des constituants

Il ne suffit pas de donner des minéraux basiques, encore faut-il qu'ils soient d'assimilation et d'utilisation aisée par l'organisme. La forme sous laquelle les minéraux se présentent a donc une influence considérable sur l'efficacité du produit.

La forme citrate, utilisée dans les deux mélanges, répond aux critères d'efficacité mentionnés. Les citrates sont des sels basiques d'un acide faible, c'est-à-dire une combinaison d'une base et d'un acide, mais dont l'acide est très facile à neutraliser et éliminer par le corps, **que celui-ci soit sensible aux acides ou non**. En effet, l'acide faible est rapidement éliminé par les poumons sous forme d'acide carbonique, mettant ainsi à disposition du corps les substances alcalines dont il a besoin.

## 3 Les proportions des constituants

Dans l'organisme, les quantités physiologiques de chaque minéral sont bien définies et dépendantes de la présence des autres minéraux. Un apport massif d'un minéral donné n'implique donc pas nécessairement une forte absorption de celui-ci. En effet, son utilisation peut être freinée par l'absence de quantités suffisantes d'un autre minéral ou par la présence trop grande d'un autre. Apporter des quantités équivalentes de chaque minéral faisant partie du mélange n'est donc pas une solution.
L'absorption de calcium, par exemple, se fait le mieux en présence de quantités équivalentes ou légèrement supérieures de phosphore, mais, par contre, en quantités inférieures d'environ 50% de magnésium.
Les proportions de chaque constituant entrant dans les mélanges de bases doivent être étudiées avec précision.

### Présentation

Les mélanges de bases se présentent sous forme de poudre ou de comprimés. La poudre se dissout mieux si elle est mélangée à de l'eau tiède. Les comprimés sont d'usage plus facile pour les gens qui mangent à l'extérieur ou qui voyagent beaucoup.

### Dosage

Le dosage des mélanges de bases se fait non pas en fonction du poids, mais du degré d'acidité. Celle-ci peut se mesurer à l'aide de papier réactif (papier tournesol) disponible dans les magasins spécialisés. La prise de bases doit être suffisante pour redonner à l'urine son pH normal de 7 - 7,5. Le dosage, réparti en trois prises quotidiennes, varie dans le temps, puisque le pH varie en fonction de l'alimentation, du stress, de la maladie, etc. Le dosage moyen est de trois fois une cuillérée à café par jour, mais il peut monter jusqu'à 3 fois 2 ou 3 cuillérées à café par jour, suivant les cas. Notons que l'emballage de la préparation Erbasit contient le papier réactif et les échelles de mesure nécessaires à la mesure du pH urinaire.

**Contre-indication**

A cause de la facilité d'utilisation des citrates pour le corps, les excès éventuels sont facilement éliminés par les reins. C'est d'ailleurs là leur seule contre-indication: les maladies rénales graves.

# Bibliographie

Dr Philippe-Gaston Besson – *Acide-base: une dynamique vitale.* Editions Trois Fontaines, F-74250 Fillinges, 1991.
La question de l'équilibre acido-basique abordée par un médecin «Kousmine». Exposé approfondi de la physiologie de l'acidité. Conséquences pratiques. Notions inédites sur la différence de dynamique acide-base dans l'état de veille et pendant le sommeil. Implications thérapeutiques nouvelles qui en découlent.

Dr Paul Carton – *Traité de médecine, d'alimentation et d'hygiène naturiste.*
Editions Maloine, Paris, 1924 (réédité en 1985).
Ouvrage de base indispensable sur la médecine naturelle. Dans le chapitre XIV se trouve une étude complète et détaillée de la question de l'acidité.
(Peut être commandé directement à la famille de l'auteur: Mme Delaty-Carton, 48, rue Piard, F-94450 Brévannes)

Dr Catherine Kousmine – *Soyez bien dans votre assiette jusqu'à 80 ans et plus.*
Editions Tchou, Paris, 1980.
Le chapitre 10 est consacré à l'équilibre acido-basique et au pH urinaire.

Association médicale Kousmine – *La méthode Kousmine.*
Editions Jouvence, Onex/Genève, 1989.
Comprendre et rétablir son pH urinaire, expliqué par des médecins de l'association Kousmine.

Robert Masson – *La révolution diététique par la lendynotrophie ou le réglage alimentaire individualisé.*

Editions Albin Michel, Paris, 1990.
Un livre de base pour régler son alimentation pour une vitalité maximale.

Robert Masson – *Soignez-vous par la nature.*
Editions Albin Michel, Paris, 1977,

Robert Masson – *Santé et vitalisme originel.*
Editions Retz, Paris, 1990,
ainsi que ses autres ouvrages.
Nombreux chapitres traitant des différentes facettes de l'acidité.

Rosette Poletti – *Mes conseils de santé pour votre mieux vivre.*
Editions Le Matin, Lausanne, 1989.
Textes choisis par l'auteur: Manger autrement, l'aura c'est la santé, visualisation créatrice, le shiatsu, l'approche Simonton, etc. Prendre sa vie en charge.

Christopher Vasey – *Manuel de détoxication – Santé et vitalité par l'élimination des toxines.*
Editions Jouvence, Onex/Genève, 1990.
Livre très pratique sur l'élimination des toxines en général, des acides en particulier. Expose le rôle des toxines dans les maladies, le fonctionnement des émonctoires et la manière de les stimuler. Contient de nombreuses recettes et exemples de cures.

Christopher Vasey – *Comprendre les maladies graves.*
Editions Soleil, Genève, 1988.
Qu'est-ce qu'une maladie? Comment tombe-t-on malade? Comment guérit-on? Description des maladies graves (cancer, sclérose en plaques, ...) d'après l'approche de la médecine naturelle. Les possibilités d'action thérapeutique qu'offre cette médecine.

### *Du même auteur :*

# • Gérez votre équilibre acido-basique

*Christopher Vasey*

**Une vision complète**

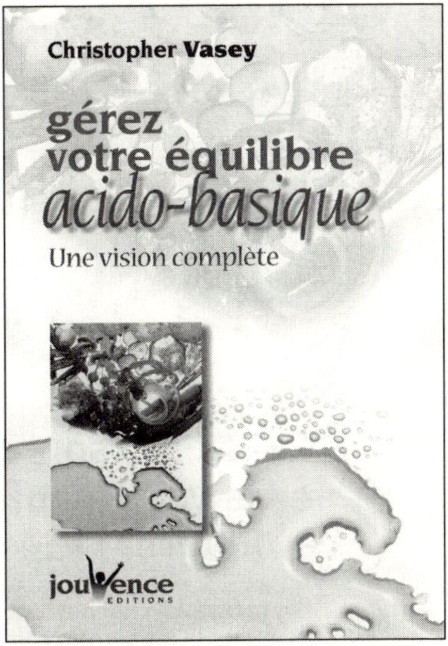


Après "*L'équilibre acido-basique*", qui explique et met en valeur l'importance de cet équilibre et les moyens de le corriger, voici le nouvel ouvrage de l'auteur, qui a ressenti par expérience la nécessité d'approfondir différents points et de rendre cette correction plus accessible pour le lecteur.

Interprétation des mesures de pH, alimentation, établissement de menus alcalins et dosage des compléments basiques y sont détaillés et expliqués d'une manière exhaustive.

Un livre éminemment pratique, correspondant aux nombreuses questions que l'on peut se poser sur le sujet.

**192 pages • 15,90 € / 27 FS**

## Du même auteur :

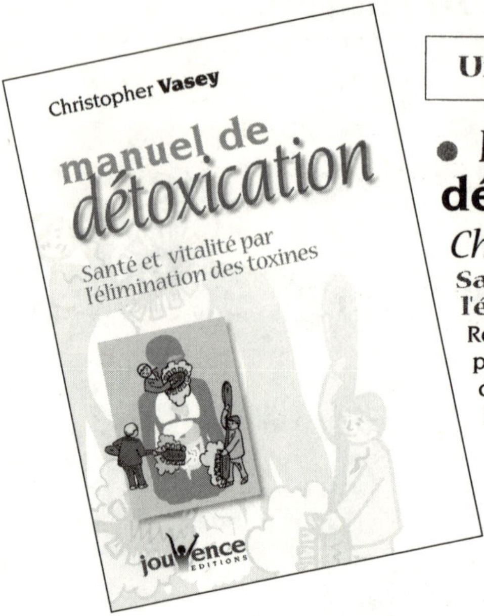


Un livre de référence

### • Manuel de détoxication

*Christopher Vasey*

**Santé et vitalité par l'élimination des toxines**

Retrouvez énergie, vitalité et santé par la stimulation des fonctions d'élimination !

La surcharge du corps en toxines restant, en effet, la principale cause des maladies.

**192 pages • 14,90 € / 25 FS**

### • L'eau, source vitale de votre santé

*Christopher Vasey*

**Les méfaits de la déshydratation**

Ce livre original propose dix cures d'eau destinées à réhydrater notre corps en profondeur, à éliminer ses toxines et à le reminéraliser. Des moyens simples, pratiques et très bon marché pour garder forme, jeunesse et vitalité !

**160 pages • 14,50 € / 25 FS**

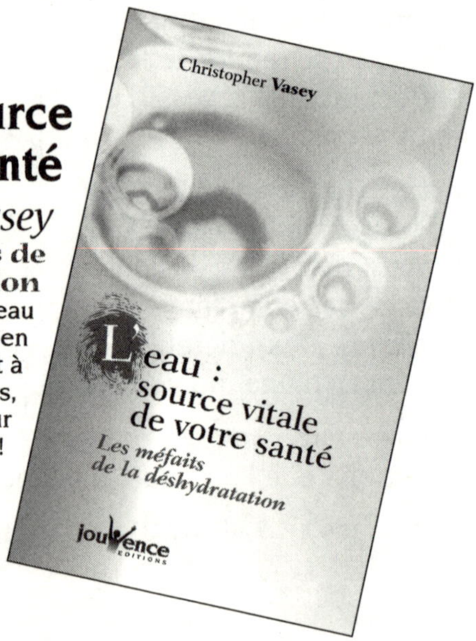

Achevé d'imprimer sur rotative
par l'Imprimerie Darantiere
à Dijon-Quetigny en
mars 2007

N° d'impression : 27-0414
Dépôt légal : 2e trimestre 1996

*Imprimé en France*